TEMPÉRATURES ÉLEVÉES

ET

TEMPÉRATURES SIMULÉES

PAR

M. Henri ROUSSEI

Docteur en médecine de la Faculté de Paris,

Ancien externe des hôpitaux,

Médaille de bronze de l'Assistance publique.

PARIS

A. PARENT, IMPRIMEUR DE LA FACULTÉ DE MÉDECINE

A. DAVY, successeur

52, RUE MADAME ET RUE MONSIEUR-LE-PRINCE, 14

1884

TEMPÉRATURES ÉLEVÉES

ET

TEMPÉRATURES SIMULÉES

TEMPÉRATURES ÉLEVÉES

ET

TEMPÉRATURES SIMULÉES

PAR

M. Henri ROUSSEL
Docteur en médecine de la Faculté de Paris,
Ancien externe des hôpitaux,
Médaille de bronze de l'Assistance publique.

PARIS
A. PARENT, IMPRIMEUR DE LA FACULTÉ DE MÉDECINE
A. DAVY, successeur
52, RUE MADAME ET RUE MONSIEUR-LE-PRINCE, 14

1884

TEMPÉRATURES ÉLEVÉES

ET

TEMPÉRATURES SIMULÉES

AVANT-PROPOS

Nous avons observé, à l'hôpital Tenon, dans le service de notre maître, Monsieur le Dr du Castel, un cas de température simulée, qui a fait l'objet d'une communication à la Société médicale des hôpitaux, dans la séance du 25 avril dernier.

Notre maître a bien voulu nous autoriser à en faire le sujet de notre thèse, et il a été l'inspirateur de ce travail.

Nous tenons ici à le remercier de son obligeance, des conseils qu'il nous a donnés, de l'intérêt qu'il nous a constamment porté.

Comme son titre l'indique, notre travail se divise en deux parties : d'un côté, nous avons indiqué la marche des hautes températures dans les maladies aiguës et leur influence sur la santé générale ; de l'autre, les cas où les malades avaient pu simuler la fièvre.

La première partie est, à nos yeux, la meilleure démonstration de l'impossibilité de certains degrés thermiques exagérés ; elle permettra d'établir la simulation dans la seconde partie, et montrera combien le doute est légitime sur la réalité de certains cas d'hyperthermie exagérée.

I. — Dans cette première partie, nous avons exposé les effets sur les animaux de l'exagération de la température ;

II. — Nous avons montré la marche de la fièvre dans quelques maladies infectieuses et inflammatoires ;

III. — Dans certains cas de rhumatisme ;

IV. — Dans les maladies nerveuses et dans les lésions de la moelle ;

V. — Enfin nous avons exposé la valeur pronostique des hautes températures et les effets attribués à leur action.

La seconde partie de notre travail comprend trois observations dont deux sont des cas de simulations thermiques, certaines et reconnues, et dont l'autre a trait à une énorme élévation de température que nous mettons en doute.

PREMIÈRE PARTIE

Des températures élevées.

CHAPITRE PREMIER

INFLUENCE SUR LES ANIMAUX DE L'EXAGÉRATION DE LA TEMPÉRATURE

La chaleur, que les anciens considéraient comme le principe vital, comme la source même de la vie, exerce une influence nuisible ou même toxique sur les êtres vivants, lorsqu'elle dépasse certaines limites.

En général, et quel que soit le mode adopté pour administrer la chaleur aux animaux, la mort survient lorsque la température normale est dépassée de 4 ou 5 degrés.

Ce n'est pas par une simple loi de conductibilité ou d'équilibre, que le milieu extérieur, à température plus élevée, agit sur le corps. Car l'échauffement d'un animal mort ne se fait pas aussi rapidement, ni dans les mêmes conditions que l'échauffement d'un animal vivant.

C'est par l'intermédiaire du sang, sous l'influence de la circulation, que cette augmentation de température se produit; et en effet l'élévation de la température est d'autant plus rapide que la circulation et la respiration, fonctions directement liées l'une à l'autre, sont plus rapides elles-mêmes.

De nombreuses expériences ont été faites depuis longtemps pour déterminer l'effet produit par la chaleur sur les animaux.

La méthode opératoire, suivant le cas, dépendait des idées théoriques qu'il s'agissait de défendre ; aussi bien en effet, dans une première période, les expériences étaient-elles conduites dans un but plutôt théorique.

« Les conséquences morbides de la calorification normale exagérée étant exactement comparables aux effets que l'on produit expérimentalement sur l'organisme par un excès de chaleur extérieure » (Cl. Bernard), on a employé tour à tour des étuves où l'on faisait arriver de l'air sec surchauffé ou bien de l'air humide, et, dans certaines circonstances, les bains chauds.

Boerhaave, au début, démontrait avec Fahrenheit qu'au-dessus d'une certaine température la vie était impossible.

Mais ce résultat était interprété par lui au bénéfice de ses idées : il soutenait en effet que l'air extérieur est un rafraîchissant du sang, et que c'est grâce à lui que la température du corps ne s'élève pas au-dessus d'une certaine limite sous l'influence des fermentations dont le poumon est le siège. Au-dessus d'un certain degré thermique, cet air extérieur ne jouissant plus de la même propriété rafraîchissante, la mort survient, disait Boerhaave. Cette opinion est depuis longtemps jugée.

Blagden et Fordyce soutenaient une autre théorie ; pour eux, il existe dans le corps vivant une cause vitale capable de produire le froid, de même qu'il y a une cause vitale capable de produire de la chaleur. Sous l'influence réciproque de ces deux causes, la température du corps reste fixe, quelle que soit la température du milieu ambiant.

Cette opinion, d'ailleurs complètement abandonnée, a contre elle les résultats d'un grand nombre d'expériences instituées par bien des physiologistes.

Delaroche et Berger, les premiers, l'ont combattue. Ils en sont revenus, eux, aux lois purement physiques; et c'est par l'évaporation, à la surface de la peau et dans les poumons, et non plus par une cause vitale, qu'ils ont expliqué l'équilibre de la température à l'état normal.

Ces auteurs ont démontré que les animaux exposés à une température de 35 ou 40 degrés s'échauffaient d'une manière très sensible, sans atteindre toutefois la température du milieu ambiant. La cause productrice du froid n'exerçait donc pas d'influence; et cette élévation de la température propre des animaux, qui pouvait aller jusqu'à 6 ou 7 degrés centigrades, et qui, lorsque la chaleur ambiante était trop forte, n'avait d'autre limite que la mort, était bien la condamnation de la théorie de Blagden et Fordyce.

Cl. Bernard, reprenant plus tard les expériences de Delaroche et Berger, démontrait, lui aussi, que la chaleur plus élevée que celle du corps est un agent toxique et qu'il y a, pour le milieu intérieur, une limite de température qui ne peut être dépassée sans que la vie des éléments organiques ne soit devenue impossible. Voici comment Cl. Bernard résume ses expériences : « Sous l'influence d'une température plus élevée que celle de son corps, l'animal s'échauffe peu à peu, sa température intérieure s'élève, et il meurt lorsque la température de son sang a atteint une certaine limite...

« En prenant la température du rectum d'un animal avant de le mettre dans l'étuve, et au moment où il y meurt, on constate que cette température s'est élevée d'une quantité sensiblement fixe pour chaque espèce animale. C'est ainsi que les oiseaux, les pigeons par exemple, dont la température normale est de 45 degrés environ, expirent lorsqu'ils ont atteint de 48 à 50 degrés. Les mammifères dont la température normale est de 38 à 40 degrés, meurent vers 44 ou 45 degrés...

« Chez les animaux à sang froid, la limite est environ de 37 à 39 degrés. »

Ainsi donc les animaux ne peuvent supporter une température de 4 ou 5 degrés plus élevée que leur température normale.

Quand les animaux éprouvent les effets toxiques de la chaleur, on observe des symptômes constants et caractéristiques. C'est d'abord de l'agitation, puis la respiration et la circulation s'accélèrent. La bouche est ouverte ; les mouvements respiratoires deviennent si nombreux qu'on ne peut les compter ; des convulsions agitent le corps et la mort survient en même temps que l'animal pousse un cri.

Si l'animal a été d'emblée soumis à une température très élevée, il meurt subitement ; il tombe comme foudroyé.

D'après Richardson, le premier phénomène qui se produit, sous l'influence de l'exagération de la température extérieure, est l'augmentation de la chaleur propre de l'animal ; puis la respiration et la circulation s'accélèrent et la tension artérielle augmente.

Si on pousse rapidement la température propre de l'animal à 4 ou 5 degrés au-dessus de la normale, les sécrétions se tarissent, les capillaires se contractent ; et, comme conséquence de l'augmentation de la pression sanguine, il se produit des épanchements dans les cavités séreuses, dans les organes les moins résistants. Puis il survient de l'agitation et des convulsions à forme tétanique.

Quand, au lieu de l'accélération de la respiration et de la circulation, il se produit du ralentissement de ces fonctions, c'est qu'il s'est formé des caillots dans le cœur ; et, alors, il y a eu abaissement de la température, collapsus.

Vallin, qui a fait un grand nombre d'expériences sur différents animaux, divise en trois périodes les accidents qui précèdent la mort :

Dans la première période, la respiration s'accélère d'une façon croissante et il se produit une salivation des plus abondantes, la muqueuse buccale et pulmonaire étant la seule voie d'évaporation par laquelle les chiens puissent lutter contre l'échauffement. La température rectale oscille de 38° à 39° (température initiale) à 43°,5.

Dans la deuxième période, la respiration se ralentit brusquement ou progressivement ; elle devient suspirieuse. Puis l'animal tombe dans la prostration ; l'intelligence et la sensibilité paraissent conservées. Cette période ne dure pas plus de cinq minutes ; la température se maintient entre 43°,5 et 44°.

La troisième période est essentiellement marquée par des convulsions ; puis survient le coma et enfin la mort. Au moment de la mort, la température varie de 44°,2 à 46°,1, le plus souvent elle dépasse 45° de quelques dixièmes.

Vallin dit ne pas avoir constaté l'élévation légère de température qu'Obernier prétend avoir observée après la mort. Mais il a toujours trouvé dans ses expériences que les cadavres conservent leur température d'une façon remarquable.

Le résultat des animaux en expérience est ainsi exprimé par Cl. Bernard :

« En ouvrant le cadavre immédiatement après la mort, nous avons constaté généralement un arrêt des battements du cœur, une coloration noire du sang dans les artères et les veines, quelquefois des taches ecchymotiques analogues aux taches de purpura sur la peau. Enfin la rigidité cadavérique survient avec une très grande rapidité, comme cela arrive dans l'emploi des poisons dits poisons musculaires ou poisons du cœur. »

Vallin résume en ces termes les lésions constantes trouvées dans les autopsies :

« Au moment même de la mort, les ventricules sont revenus sur eux-mêmes, globuleux, contractés ; le ventricule gauche en particulier a une dureté ligneuse. Sa cavité est entièrement effacée et ne contient aucune trace de sang liquide ni de caillots ; les oreillettes, la droite surtout, et parfois aussi le ventricule droit, sont plus ou moins remplis d'un sang très noir, liquide, ou de caillots mous, presque diffluents. Tandis que chez les animaux qui ont péri de mort violente, le cœur continue à palpiter pendant plus d'une heure et que le courant électrique détermine pendant plusieurs heures des contractions violentes, ici, au contraire, les ventricules examinés moins d'une minute après la mort, ne présentent aucune trace de battements spontanés, et sont complètement insensibles aux excitants de toute espèce : piqûre, percussion, courants électriques. Les oreillettes elles-mêmes sont agitées pendant quelques instants de palpitations rhythmiques ; mais au bout de cinq minutes, ces contractions ont disparu et on ne réussit pas à en provoquer le retour.

Le diaphragme est, après le cœur, le muscle qui perd le

plus vite son irritabilité ; le plus souvent, au moment de la mort, il ne réagit ni aux pincements ni au passage du courant électrique.

Certains muscles des membres et du tronc commencent déjà à devenir rigides pendant l'agonie ; d'ordinaire, au bout d'une demi-heure, la rigidité cadavérique est générale et complète, et il n'y a plus un seul muscle qui soit encore excitable par l'électricité ou les agents mécaniques.

Un caractère constant accompagne cette rigidité subite ou précoce du cœur, du diaphragme et de tout le système musculaire, c'est la réaction fortement acide de ce tissu ; nulle part cette réaction n'est plus vive ni plus prompte qu'au ventricule gauche.

Les poumons atteignent un certain degré d'hyperémie ; d'ordinaire, ils sont d'un rose vif, d'une teinte uniforme ; le tissu est crépitant, élastique, et la coupe ne laisse couler qu'une quantité médiocre de sang ; d'autres fois, on observe des taches ecchymotiques à la surface ou dans l'intérieur du parenchyme, des petits noyaux d'un tissu rouge sombre, peu élastique, non aéré, rappelant entièrement l'état fatal,

Les sinus veineux du crâne et les veines des méninges sont distendus par un sang noir et fluide très abondant ; mais le parenchyme cérébral lui-même n'est point injecté ; les centres blancs des hémisphères ne laissent souvent suinter aucune gouttelette ; la substance grise, d'une teinte pâle, ardoisée, et les ventricules contiennent peu de liquide.

Les viscères abdominaux ne présentent presque rien à considérer. Les reins offrent un mode particulier de congestion ; la substance corticale et la portion centrale de la substance médullaire sont pâles et décolorées, tandis que la zone intermédiaire ou substance limitante est d'une teinte violacée qui tranche violemment sur celle des parties voisines. Les troncs vasculaires déposés en arcades étant précisément accumulés à ce niveau, à la base des pyramides, on est peut-être autorisé à en conclure qu'il se fait une stase considérable dans ces troncs secondaires, particulièrement dans les veines, et que les capillaires placés à la face concave et à la face convexe de ces arcades y ont refoulé leur contenu.

Le sang, chez les animaux insolés, est noir jusque dans les artéres; il ne reprend que très lentement sa couleur rouge par l'exposition à l'air, et même après un battage prolongé, il conserve une teinte foncée qui le rapproche beaucoup plus du sang veineux que du sang artériel.

Après la mort, par la chaleur, l'oxygène dissous dans le sang a presque entièrement disparu. »

Les résultats de Richardson sont un peu différents; d'après cet auteur, partout où existe de la fibre musculaire il y a rigidité.

Cette rigidité est surtout marquée dans le système artériel.

. Les différents points du corps ont partout la même température, excepté le cerveau où cette température est partout inférieure, quelquefois même jusqu'à 5 degrés.

Si des accidents tétaniques se sont produits, le cœur est contracté, vide de sang et dur comme la pierre; dans le cas contraire, il est distendu par un coagulum, mais les parois ne sont pas flasques et passent vite à la rigidité.

Si l'élévation exagérée de température a été rapide, le sang est liquide; mais il se coagule rapidement. Dans le cas contraire, la fibrine est en partie séparée.

La couleur du sang veineux se rapproche de celle du sang artériel.

Litten, en 1878, a publié un mémoire sur l'influence des températures élevées sur l'organisme; il a institué quelques expériences pour résoudre cette question. Son procédé consiste à introduire des cochons d'Inde adultes dans un vase de cuivre hermétiquement clos, dont la double paroi contient de l'eau maintenue à une température constante d'environ 38° à 40°. Trois ouvertures latérales servent à la ventilation. Dans ces conditions, les cobayes peuvent vivre deux à trois jours. D'autres animaux meurent beaucoup plus vite.

Les résultats constants de ces expériences sont :

La dégénérescence graisseuse d'un grand nombre d'organes; en premier lieu du foie, puis du cœur et des reins, puis des muscles striés, surtout des muscles respirateurs (diaphragme, intercostaux). La dégénérescence graisseuse se présente sous deux formes : tantôt ce sont des gouttelettes graisseuses remplissant les cellules, tantôt ce sont des granulations disséminées. L'appréciation du degré de dégénérescence n'est pas trop facile. Le sang renferme les tétraèdres caractéristiques du sang du cobaye et des détritus granuleux semblables à ceux qui ont été décrits dans le typhus. Enfin, on observe un amaigrissement considérable de tous les animaux mis en expérience.

2° Une diminution considérable de l'excrétion d'acide carbonique.

Ainsi donc toutes les expériences démontrent qu'un animal meurt lorsque sa température propre dépasse la normale de 4 ou 5 degrés.

Les principaux symptômes qu'on observe dans de pareils cas, sont l'accélération des battements cardiaques, des mouvements respiratoires, et enfin des phénomènes nerveux graves.

Les principales lésions sont la rigidité du cœur et des muscles, des congestions viscérales et quelquefois des hémorrhagies (Cl. Bernard, Richardson, Vallin); ou bien une dégénérescence graisseuse plus ou moins intense survenant au bout de 36 ou 48 heures, commençant par le foie et s'étendant ensuite au cœur, aux reins et aux muscles volontaires (Litten).

Et de même, chez l'homme, sous l'influence d'une chaleur agissant rapidement : dans l'insolation, par exemple, on voit les mêmes phénomènes et les mêmes lésions : élévation de la température qui peut arriver jusqu'à 44° et 45°, accélération des battements du cœur, des mouvements respiratoires, sensation profonde du chaleur, insensibilité céphalalgie, convulsions, enfin coma et mort.

Tout ce que nous venons d'exposer nous indique par avance les lésions que nous pourrons trouver à l'autopsie de malades atteints de fièvres élevées et la valeur pronostique des températures hyperpyrétiques ; enfin, nous pouvons déjà limiter notre confiance, et, à la suite des résultats obtenus, concevoir des doutes sur certains faits en opposition formelle avec ces résultats.

CHAPITRE II

DE L'HYPERTHERMIE DANS LES MALADIES INFECTIEUSES ET INFLAMMATOIRES

Dans les maladies infectieuses, comme dans les maladies inflammatoires, les températures élevées surviennent au milieu d'une évolution cyclique qui revêt pour chacune de ces affections un type particulier dans lequel il est habituellement facile de distinguer une série de périodes ou stades : stade des oscillations ascendantes, stade des oscillations stationnaires, stade des oscillations descendantes (Jaccoud).

Si, dans certaines de ces maladies, ces divisions de l'évolution fébrile sont nettement tranchées, dans d'autres, elles sont à peine ébauchées.

Et la marche même de la température peut varier suivant la nature de la maladie et son intensité, suivant les conditions individuelles, suivant les influences accidentelles au nombre desquelles il faut compter les agents thérapeutiques, et, enfin, suivant les complications intercurrentes.

Nous signalons ces différentes causes parce que c'est surtout quand la température monte ou descend qu'elles exercent une influence spéciale, et, si nous n'avons pas à démontrer le mécanisme de leur influence, nous devons au moins la constater.

Dans ces maladies, la fièvre est souvent le principal symptôme, elle est l'expression la plus fidèle du degré d'envahissement de l'économie par les agents infectieux, et c'est par elle surtout que se mesure le danger.

Fièvres intermittentes. — Les fièvres intermittentes sont remarquables par l'ascension rapide de la température qu'elles présentent ; en quelques heures elles atteignent des degrés thermiques parfois extrêmement élevés. L'ascension thermique commence avant le frisson et continue pendant toute la durée de celui-ci, ainsi que Gavarret l'a démontré. Le thermomètre placé dans l'aisselle monte à 40°, 41° et même 42°. Griesinger a noté dans un cas 42°6, Hirtz 44°.

La période d'état ne dure que quelques heures ; quant à la défervescence, si elle se produit peut-être moins rapidement que l'ascension, elle n'en est pas moins aussi très rapide.

Il est rare, sauf dans certaines fièvres éphémères (Wunderlich) et dans quelques rechutes fébriles isolées survenant dans la convalescence, d'observer une ascension thermique aussi brusque suivie d'un retour aussi prompt à l'état normal.

Il faut bien savoir qu'au point de vue du pronostic, il faut tenir compte non seulement du haut degré thermique atteint, mais surtout de la durée d'action de ce haut degré thermique ; c'est ce qui fait qu'on ne meurt presque jamais de fièvre intermittente, mais bien de cachexie palustre.

Pneumonie. — La température à elle seule, dans la pneumonie, ne peut être envisagée que comme un élément accessoire du diagnostic, au contraire de ce qui a lieu pour la fièvre typhoïde où elle joue un rôle capital.

Elle peut présenter, dans les différents cas, bien des

variétés; elle peut ne pas être modifiée, mais cela est rare, et, si parfois les mouvements fébriles sont insignifiants, le plus souvent on peut au contraire reconnaître un cycle parfaitement défini.

Le degré de fièvre indique habituellement la gravité du mal, les améliorations ou les aggravations qu'il présente, l'apparition des complications, enfin le terme du processus pathologique.

En même temps qu'apparaît le frisson caractéristique de la pneumonie, la température monte à 39° ou au-dessus. Le plus souvent, c'est après trente-six heures, deux jours que la fièvre atteint son apogée; le thermomètre marque alors 40°, 41°.

Le maximum de la température une fois atteint, il se produit généralement de petits abaissements quotidiens de quelques dixièmes, abaissements que l'on observe même dans les cas mortels au moins pendant quelques jours.

Dans les cas à terminaison funeste, il y a quelques irrégularités dans cet abaissement; c'est parfois un défaut de rémissions ou bien il se produit des exacerbations très accusées. Une température basse peut être observée au moment de la mort, mais le plus souvent il se produit une élévation, d'abord lente, puis rapide.

Lorsque la mort a lieu par suffocation, la température est généralament inférieure à 40 degrés; dans les cas au contraire où des phénomènes nerveux graves se sont produits, il survient une ascension terminale rapide allant jusqu'à 41° et même jusqu'à 43° (cas de Wunderlich).

Lorsque la terminaison doit être heureuse, il se produit entre le 5° et le 7° jour une défervescence brusque; l'état normal est atteint dans une seule nuit ou dans l'espace de 24 à 36 heures.

Fréquemment, la défervescence est précédée d'une élévation thermique considérable qui dure de 12 à 24 heures; c'est ce que les anciens appelaient *perturbatio critica*.

Chez les vieillards, il arrive parfois que la peau et les extrémités restent fraîches alors que la température des cavités naturelles est de 40 degrés; il faut donc, chez eux, toujours avoir la précaution de prendre la température rectale (Charcot).

Fièvre typhoïde. — Wunderlich insistant sur les services que peut rendre la thermométrie au point de vue du diagnostic de la fièvre typhoïde a formulé les deux propositions suivantes qui sont vraies dans la majorité des cas, mais qui ne sont pas, il faut bien le dire, des vérités absolues :

1° Lorsque le premier jour de la maladie, ou au commencement du deuxième, la température monte à 40°, on n'a pas affaire à une fièvre typhoïde;

2° De même, si entre le 4e et le 6e jour, la température du soir, chez un enfant ou un adulte d'âge moyen, n'arrive pas à 39°5, et si, durant ce temps, elle n'a pas plusieurs fois atteint ce chiffre, il ne s'agit pas d'une fièvre typhoïde.

La dothiénentérie présente, comme symptôme caractéristique, une fièvre qui, dans la majorité des cas, persiste au moins trois semaines quand l'issue est heureuse, au moins une semaine dans les terminaisons mortelles les plus rapides.

Si l'on considère les maxima atteints par la température fébrile dans les cas isolés, on reconnaît facilement que ces maxima sont bien rarement inférieurs à 39°6 ; c'est qu'en effet la fièvre oscille habituellement entre 40° et 41°. Il ne faut pas, il est vrai, ériger ces moyennes en lois formelles et constantes; car il peut arriver que le thermomètre n'atteigne pas de si hauts degrés ou bien qu'il les dépasse. On a pu observer 42°, 43° même. Wunderlich regarde 43°5 comme une limite difficile à franchir, et il prétend, ce que l'observation journalière a souvent confirmé, que, dans les cas non mortels, la température ne dépasserait pas 41°5. D'ailleurs toutes ces règles ne sont que relatives.

La fièvre est continue en ce sens que la température est toujours supérieure à la normale; mais le plus souvent il y a une différence d'un degré environ entre la température du matin et celle du soir; la température du matin étant de 39 degrés par exemple, celle du soir atteint 40 degrés.

Dans les cas graves, la température du matin est presque aussi élevée que celle du soir; mais, dans les cas légers, elle présente des rémissions; parfois même, des rémissions se produisent dans certains cas graves.

C'est surtout dans la période de déclin des cas graves aussi bien que des cas légers que les rémissions se produisent.

Le stade initial de la fièvre typhoïde est habituellement très régulier : durant les quatre ou cinq jours que comprend cette période, la température s'élève par oscillations ascendantes; du matin au soir elle monte d'un degré à un degré et demi; du soir au matin elle tombe d'un demi-degré à trois quarts de degré. Vers le quatrième ou cinquième jour, elle a atteint son maximum qui est en moyenne de 40°; ce maximum peut d'ailleurs être atteint dès le deuxième jour et le fait n'est pas rare. M. Jaccoud a cité un cas dans lequel, dès le premier jour de la maladie, le thermomètre marquait 39°6, et 40°4 le second.

Il semble ressortir, de l'examen d'un grand nombre de courbes thermométriques, que la précocité du maximum constitue un signe pronostic assez fâcheux; il ne faudrait pas cependant attribuer à ce fait trop d'importance.

La période d'état, durant laquelle la température se meut le plus souvent autour de 40°,5 a une durée de dix à quinze jours; dans les premiers jours de cette période, habituellement vers le septième jour de la maladie ou le huitième, précédant ou accompagnant l'éruption des taches rosées lenticulaires, se produit une rémission très marquée qui peut durer 24 ou 48 heures; ainsi, par une observation superficielle, on pourrait être trompé sur le diagnostic.

Mais M. le professeur Jaccoud a fait observer que cette rémission est loin d'être constante, qu'elle ne se produit que dans la moitié des cas, et que, loin de survenir à un moment à peu près fixe, comme le croyait Wunderlich, elle peut apparaître depuis le cinquième jusqu'au dixième jour. Elle peut survenir le soir; mais jamais elle ne persiste jusqu'à la mensuration suivante.

On a aussi prétendu que si, dans les huit premiers jours de la maladie, une seule température normale survenait, il ne s'agissait pas d'une fièvre typhoïde; cependant M. Jaccoud a vu, dans la fièvre typhoïde, cette rémission descendre jusqu'au chiffre normal, pendant cette période, et une rémission semblable peut même s'observer lorsque la maladie est dejà plus ancienne.

A la fin de la période d'état commence la défervescence; chaque soir la température monte à un degré moindre que le soir précédent et, d'un autre côté, la température du matin est inférieure à celle du matin précédent.

La température devient ainsi normale au bout de cinq à sept jours.

Il arrive cependant parfois que la défervescence se produit brusquement, comme cela s'observe dans la pneumonie; et ce mode de terminaison n'est pas rare, puisque M. Jaccoud, dans une statistique personnelle, l'a observée

73 fois sur 261 cas, c'est-à-dire dans une proportion de 29 pour 100. Il faut ajouter que dans la fièvre typhoïde qui présente ce mode de terminaison la convalescence est beaucoup plus courte que dans les autres formes.

La fièvre typhoïde est une maladie grave à son plein développement, de laquelle il faut toujours se méfier ; en raison de ce caractère, la thermométrie, quoique pouvant fournir de sérieuses indications, ne doit pas être considérée comme un élément absolument certain de pronostic. Il est cependant certaines présomptions que la température permet de formuler : « Le danger s'accroît aussitôt que la température atteint 41°2 ; même, dans les cas très favorables, il faut alors s'attendre à une convalescence très lente. A 41°4, les chances de mort sont deux fois plus grandes que celles de guérison ; à 41°5 et au-dessus le rétablissement est un fait exceptionnel ; à cette élévation on ne compte que deux cas de guérison. Toutes les autres fièvres typhoïdes à température plus élevée, se sont terminées par la mort. Cependant, dans une de mes observations, la guérison est survenue avec une température de 42° 1/8 qui s'était montrée pendant un frisson. Une élévation thermique considérable se produisant plusieurs fois par jour est l'indice d'un danger croissant. Des températures très élevées, avec des rémissions intercurrentes sont moins dangereuses que des températures plus modérées, mais qui persistent du matin au soir presque sans interruption. Quand, dans les heures du matin, l'élévation de 40° est dépassée, la mort est presque certaine. » (Wunderlich.)

Enfin, tout ce qui est irrégulier, par exemple une fièvre relativement modérée avec une forte accélération du pouls, impose l'idée d'un pronostic grave.

Il arrive parfois qu'à la fin de la période d'état, entre

cette période et la défervescence, s'intercale un stade irrégulier, caractérisé par de grandes oscillations thermiques, auquel on a donné le nom de stade amphibole. Cette fièvre serait due aux ulcérations intestinales et serait comparable à la fièvre secondaire ou de suppuration de la variole. Toutes les complications inflammatoires, si fréquentes et si nombreuses à la fin des fièvres typhoïdes graves, contribueraient au développement de cette période.

Variole. — Dans la variole, la fièvre peut se présenter sous une forme continue, légère, de courte durée ; on a alors affaire à une forme atténuée de la maladie, la varioloïde.

Au contraire, la variole vraie est caractérisée par une fièvre rémittente à laquelle vient s'ajouter la fièvre de suppuration.

Dès le premier ou le second jour, il se produit une ascension considérable de la température, qui peut atteindre le chiffre de 40° et même plus.

Cette ascension se fait d'un bond, en même temps que le malade éprouve un frisson, ou bien elle est lente.

Le maximum de la température initiale est exceptionnellement inférieur à 40° ; quelquefois il peut être de 41° ou même de 42° ; et il se maintient durant toute la durée de la période initiale, dont la durée moyenne est de trois ou quatre jours.

Alors survient l'exanthème ; son apparition a un caractère critique, c'est-à-dire que la fièvre tombe en même temps qu'il se montre ; et cette défervescence se fait en vingt-quatre ou quarante-huit heures. La défervescence est complète dans la varioloïde ; au contraire, les cas de variole confluente intense font exception à cette règle, et la fièvre de suppuration se confond avec la fièvre initiale, ou du moins l'abaissement qui se produit est très peu marqué.

La fièvre secondaire ou de suppuration commence vers le huitième jour, plus tôt dans les varioles confluentes intenses; sa durée et son intensité sont proportionnelles à l'étendue de l'éruption; mais généralement elle n'atteint pas le maximum de la période d'invasion.

Dans les varioles discrètes, la fièvre de suppuration est légère et très courte; la température ne monte souvent qu'à 39° et rarement à 40° et au-dessus; elle présente des rémissions matinales.

Si la température monte à plusieurs reprises au-dessus de 40°, on se trouve en présence d'un cas dangereux.

La durée de cette fièvre est d'environ une semaine; et si l'issue de la maladie doit être funeste, on peut la voir passer d'un degré modéré à une élévation considérable; la mort arrive à 42° et au-dessus.

Quelquefois aussi la mort survient pendant la suppuration et sans augmentation thermique appréciable.

Simon a publié des cas où la température avait atteint les chiffres de 43°,75 et 44°,5; mais la mensuration avait été faite après la mort.

Rougeole. — Pendant la période d'incubation de la rougeole, on observe parfois des poussées fébriles oscillant autour de 38° et plus, que Grisolle considérait comme des périodes d'invasion avortées.

Quand arrive la période d'invasion, la température monte en douze ou vingt-quatre heures à 39° ou 40°, rarement à un chiffre inférieur; le jour suivant elle subit une rémission très marquée qui dure ou quelques heures ou une journée entière; et c'est habituellement quarante-huit heures après, c'est-à-dire vers le commencement du cinquième jour que le maximum de la fièvre morbilleuse est atteint; ce maximum est généralement de 1 degré environ au-dessus de la température initiale.

La fièvre initiale a une durée de quatre ou cinq jours; et l'arrivée de l'éruption n'a pas ici le caractère critique qu'on observe dans la variole; car c'est même avec la période d'état de l'exanthème que coïncide le fastigium.

Vers le septième ou huitième jour de la maladie, l'éruption commence à pâlir; la défervescence suit de près.

Cette défervescence, dans les cas réguliers, est très rapide; elle se fait quelquefois en une nuit, parfois aussi, incomplète au bout d'une seule nuit, elle fait place dans la journée suivante à une légère ascension, pour ne se terminer que dans le courant de la deuxième nuit.

Les complications et les poussées exanthématiques nouvelles déterminent de nouvelles ascensions thermiques.

Les complications faisant la gravité de la rougeole, la température est alors en rapport avec la nature de ces complications.

Scarlatine. — Avant les autres phénomènes morbides, en même temps qu'eux, bien rarement après, il se produit, en quelques heures une brusque ascension de la température qui atteint de 39°,5 à 40°,5 et qui souvent s'accompagne de frissons. Dès lors l'ascension se poursuit jusqu'à l'apparition de l'exanthème, mais plus lentement, et même il arrive que la température monte jusqu'à ce que l'exanthème ait atteint sa complète extension.

La période d'invasion, plus courte que dans les autres fièvres éruptives, est de deux jours en moyenne, elle peut ne durer que douze heures; durant ce temps, la fièvre est continue, sans rémissions notables; elle se maintient à 40° ou au-dessus; il n'est pas rare d'observer des températures hyperpyrétiques de 42 ou 43 degrés.

Un fait important à noter, suivant Wunderlich, c'est qu'au delà de 41° le cas devient extrêmement défavorable.

Généralement, il y a parallélisme entre le degré de fièvre et l'intensité de l'exanthème.

Celui-ci met habituellement vingt-quatre ou quarante-huit heures pour arriver à son apogée et autant de temps pour entrer en voie de décroissance. La durée moyenne de cette période est donc de quatre jours.

Au bout de ce temps commence la défervescence; dans les cas modérés, la fièvre tombe rapidement, en une demi-journée. Dans la grande majorité des cas, cette défervescence se fait d'une façon traînante, en trois ou huit jours.

Cette défervescence peut encore être retardée par des complications intercurrentes. Parfois la température descend au-dessous de la normale sous son influence; cet abaissement dépasse d'ailleurs rarement 36°, mais il peut se maintenir à ce chiffre pendant quelques jours.

Dans les cas mortels, la température varie suivant la période dans laquelle survient l'issue funeste et suivant la condition pathologique qui l'a causée. Si la mort survient à la période éruptive, la température est très élevée; mais il peut se produire un abaissement pendant l'agonie.

Il se présente des cas dans lesquels la température monte avant la mort à des hauteurs énormes subitement et sans motifs appréciables (43°,5) (Wunderlich).

Erysipèle. — La température monte en quelques heures

à 40° et même au-dessus et son ascension s'accompagne de frissons intenses.

La rougeur et le gonflement de la peau, caractéristiques de l'érysipèle, se montrent dès le lendemain.

Le plus souvent l'élévation de la température se maintient d'une façon continue ou discontinue et même croissante avec abaissements matinaux insignifiants, jusqu'au moment où l'inflammation se développe et s'étend uniformément. La température présente alors, dans les heures vespérales, plus de 40°, mais quelquefois aussi 41° ou 41°,5 ; le chiffre de 42° est rare. Quant aux rémissions matinales elles descendent peu au-dessous de 40° et vont rarement jusqu'à 39°.

Le maximum se maintient pendant près d'une semaine (40° en moyenne).

Le fastigium est suivi d'une défervescence rapide qui se fait en quelques heures ou une nuit.

Quand la mort survient, la température est habituellement très élevée.

Les détails dans lesquels nous sommes entré, quelque arides qu'ils soient, nous ont paru utiles pour bien montrer la marche des températures élevées dans les principales maladies aiguës fébriles et leur valeur diagnostique et pronostique.

Plus tard, nous rappelant les faits que nous venons d'exposer, nous n'aurons qu'à comparer pour apprécier la valeur des différents cas qui sembleraient contredire les résultats auxquels nous sommes arrivé.

CHAPITRE III

Rhumatisme hyperpyrétique

Lorsque, dans une maladie, qui, habituellement, ne présente qu'un léger degré de fièvre, survient une ascension thermique élevée, on a le plus souvent affaire à une complication inflammatoire.

Ces cas se rapprochent donc des considérations exposées au chapitre précédent; car c'est la maladie surajoutée qui apporte son cachet habituel de gravité et c'est d'elle seule qu'on doit tenir compte.

Mais il est une maladie qui, lorsqu'un haut degré de fièvre s'ajoute à ses symptômes habituels, présente une gravité particulière, et dont nous devons parler ici : c'est le rhumatisme hyperpyrétique.

Sydney Ringer est le premier qui ait attiré l'attention sur l'élévation considérable et rapide présentée quelquefois par la température dans le cours d'un rhumatisme qui jusqu'alors n'avait été que légèrement fébrile.

Mais c'est surtout depuis que Wilson Fox a signalé l'influence des bains froids dans ces cas que l'attention a été portée sur eux.

Ces cas peuvent se présenter soit dans les formes graves, dès le début, soit dans les formes jusqu'alors légères, où il ne s'est présenté ni élévation notable de température ni symptômes sérieux.

La statistique suivante en est la démonstration : dans 4 cas, avant le début de l'hyperpyrexie, la température ne

dépassait pas.................................. 40°
dans 2 cas elle ne dépassait pas.................. 39°,5
dans 2 autres elle était au-dessous de............ 39°
dans 3 enfin elle était inférieure à................ 38°,5

Ringer cite un malade guéri du rhumatisme qui allait partir de l'hôpital et qui périt en deux heures avec une température de 43°.

Ces cas hyperpyrétiques débutent par une élévation brusque ; en quelques heures, un ou deux jours, la température s'élève de 1 degré, 2 degrés, 3 et quelquefois plus. Wilson Fox cite la température de 43°8.

Et avec cet accroissement de température surviennent des troubles nerveux, de l'accélération du pouls et de la respiration.

La gravité du pronostic est considérable ; dans 22 cas rassemblés par Wilson Fox, la mort est survenue 19 fois et généralement en peu de jours et au milieu du coma.

Le rhumatisme hyperpyrétique, qu'en France on appelle méningite rhumatismale, a été ainsi nommé par les Anglais parce qu'on a rarement trouvé des modifications anatomiques dans les viscères, pas plus que dans le cerveau et les méninges ; parce que les troubles cérébraux commencent avec l'ascension thermique, lui sont proportionnels et s'amendent en même temps que la température baisse; parce que le traitement antipyrétique agit autant sur la température que sur les troubles cérébraux.

Les Anglais réservent le nom de méningite rhumatismale aux cas où l'altération des méninges est manifeste. Maurice Raynaud adopte aussi la nécessité d'une distinction entre ces formes de rhumatisme et la méningite ; il rappelle combien sont fréquents les faits qualifiés de méningite, dans lesquels l'autopsie a été négative, combien ils seraient plus nombreux si on y ajoutait ceux où une congestion insignifiante du cerveau ou bien un piqueté hémorrhagique de la substance cérébrale sont venus sauver le diagnostic, et il termine par cette conclusion :

« N'est-il pas plus rationnel, avec les notions que nous possédons aujourd'hui sur l'action des hautes températures, de rapprocher les accidents cérébraux qui nous occupent de ceux que l'on observe dans un grand nombre de pyrexies, et qui, pas plus dans un cas que dans l'autre, ne laissent de trace appréciable sur le cadavre? En fait, est-il admissible qu'une méningite puisse être modifiée instantanément par un bain froid? N'est-il pas infiniment plus probable que le bain froid n'a eu d'autre effet qu'une soustraction de calorique, laquelle a suffi pour faire disparaître un symptôme directement lié à l'excès de température? »

CHAPITRE IV.

DES TEMPÉRATURES DANS LES MALADIES DU SYSTÈME NERVEUX

Un certain nombre de maladies du système nerveux présentent, dans le cours de leur évolution, de grandes élévations thermiques. C'est habituellement à l'époque de la terminaison fatale que ces élévations s'observent.

Le thermomètre monte rapidement à 41°, 42°, quelquefois même plus haut ; et il n'est pas rare de voir la température augmenter encore de quelques dixièmes de degré après la mort.

Avec l'élévation de la température apparaissent un certain nombre de symptômes : coma profond, parfois mais rarement précédé de délire, accélération considérable du pouls, contraction des pupilles ; parfois enfin des convulsions toniques ou cloniques avec développement rapide d'eschares au siège.

A l'autopsie, il est rare de trouver des lésions capables d'expliquer la gravité des accidents et l'élévation thermique finale.

La marche de la température étant différente suivant les cas, nous la passerons en revue dans chacune des affections où il se produit des degrés fébriles.

Etat de mal épileptique. — Il faut différencier, dans l'épilepsie, les simples attaques isolées des attaques qui se succèdent d'une façon presque ininterrompue. Dans le premier cas, il est bien rare que la température s'élève de plus de quelques dixièmes de degré; au contraire, dans l'état de mal épileptique, la température subit une ascension considérable.

Et, parmi les symptômes qui caractérisent cet état de mal, répétition des accès, collapsus, hémiplégie, fréquence du pouls et de la respiration, un des plus caractéristiques est assurément cette poussée fébrile qui peut arriver par saccades à 40°, 41°, et même 42°, et qui, si elle ne persiste pas complètement dans l'intervalle des accès, ne baisse pourtant jamais jusqu'à céder la place à la température normale.

C'est dans la période convulsive que l'ascension thermique se produit; quant à l'abaissement qui lui succède entre deux attaques, il est de moins en moins marqué à mesure que les accès se répètent.

Si l'état de mal épileptique se limite à la seule période convulsive, deux terminaisons se présentent : ou bien le malade succombe, ou bien il se rétablit.

Dans le premier cas, la température est extrêmement élevée. Bourneville en cite un exemple frappant où, quatre heures avant la mort, le thermomètre marquait 41°, et, deux heures après, encore le même chiffre ; la température n'avait pu être prise au moment même de la mort, mais évidemment elle était supérieure alors à 41°.

Dans le deuxième cas, la connaissance revient : la température est descendue à la normale.

Mais, le plus souvent, à la période convulsive succède une deuxième période, la période méningitique ; et la transition de l'une à l'autre est caractérisée habituellement par un abaissement relatif de la température. Ensuite, pendant la période méningitique, une nouvelle ascension se produit qui peut atteindre 41° et même dépasser 42° dans les cas mortels et qui s'accompagne d'hébétude profonde, de coma parfois interrompu par des phénomènes d'excitation maniaque ; on peut aussi observer les lésions du décubitus acutus et des hémiplégies transitoires.

Etat de mal hystéro-épileptique. — C'est par la température qu'on peut surtout distinguer l'état de mal épileptique, de l'état de mal hystéro-épileptique; dans ce dernier cas, en effet, il est absolument rare que la température dépasse 38 degrés; d'ailleurs les troubles intellectuels y sont beaucoup moins marqués. Rarement aussi, quelles que soient la fréquence des accès et leur intensité, il y a issue funeste. Wunderlich rapporte cependant une observation où la température s'était maintenue habituellement au-dessous de 38°,22, sauf une fois où elle avait atteint 38°,75, et dans laquelle la mort survint.

Dans tous les cas, l'état de mal épileptique est caractérisé par une perte de connaissance continue, des évacuations involontaires, des hémiplégies et les symptômes du decubitus acutus, tandis que, dans l'hystéro-épilepsie, la connaissance revient après les crises, les malades ne gâtent pas et ne présentent pas d'eschares, de taches érythémateuses.

Hémorrhagie et ramollissement du cerveau. — Dans l'état apoplectique grave, lié à l'hémorrhagie cérébrale, et au ramollissement cérébral, on observe, en dehors de toute complication inflammatoire, des modifications de la température centrale.

L'hémorrhagie cérébrale détermine un abaissement de la température que l'on peut constater soit aussitôt, soit peu après l'attaque.

Cet abaissement, qui peut aller jusqu'à 35°,8 (Bourneville), met un certain temps à se produire.

Puis la température remonte à 37°,5, oscille entre ce chiffre et 38°, pendant quelques jours.

Elle atteint dans les cas mortels, 41 et 42 degrés.

C'est au moment même de la mort, ou peu après, que la température atteint son maximum.

— Dans le ramollissement cérébral, l'abaissement initial n'existe pas ou n'est pas aussi prononcé que dans l'hémorrhagie cérébrale.

Il arrive souvent que, peu après l'attaque, survient une élévation brusque de la température pouvant atteindre 39° et même 40°.

Puis la température baisse, revient au degré normal et offre, pendant quelques jours, des oscillations irrégulières présentant même parfois des rémissions matinales ou vespérales qui peuvent atteindre un degré.

Quand la mort survient, la température, dans la majorité des cas, monte plus lentement que dans l'hémorrhagie cérébrale.

Si parfois elle peut atteindre un degré aussi élevé que dans cette dernière affection, le plus souvent elle s'arrête à 39° ou 40°; et, après la mort, elle descend plus vite.

De l'ensemble de ces faits, on peut déduire les conclusions suivantes :

La température, dans l'hémorrhagie cérébrale, monte plus haut au moment préagonique que dans le ramollissement cérébral ;

Dans la première, la température maxima oscille habituellement entre 40°,2 et 42°,8 (seize observations de Bourneville), dans le deuxième elle dépasse rarement 40° ;

Dans l'une comme dans l'autre, ces hautes températures sont d'un pronostic fatal.

Attaques apoplectiformes et épileptiformes. — Dans le cours de la paralysie générale, surviennent souvent des attaques qui ressemblent soit aux attaques d'apoplexie, accompagnées de coma, avec ou sans paralysie, soit aux accès d'épilepsie.

Un quart d'heure ou une heure après le début de ces attaques, la température s'élève jusqu'à 39°, qu'il y ait ou non des convulsions ; et, dans le cas où la température continue à monter, la mort survient.

Westhphal a rapporté des observations dans lesquelles des élévations thermiques considérables se sont accidentellement produites dans de pareils cas.

Ce n'est pas seulement dans la paralysie générale que surviennent de tels accidents, mais aussi dans le sclérose en plaques, les foyers encéphaliques anciens (ramollissement ou hémorrhagie), les tumeurs cérébrales.

Dans ces cas on observe encore une élévation considérable de la température après l'explosion de l'attaque apoplectiforme ou épileptiforme.

Dans deux cas rapportés par M. le professeur Charcot, la température s'éleva à 42°,4 et 42°,5 ; dans ce dernier l'ascension continua même une fois que les convulsions eurent cessé.

Affections convulsives. — Dans l'éclampsie, la température s'est parfois élevée à 40° ; dans un cas cité par Bourneville, elle a atteint 43°,1.

C'est dans l'état de mal éclamptique que la température s'élève ainsi progressivement ; dans l'intervalle des accès, elle reste toujours très élevée, contrairement à ce qui se produit dans l'état de mal épileptique; mais, au moment des convulsions, il se produit une légère ascension de la colonne mercurielle.

Ce n'est que dans les cas mortels que la température continue ainsi à monter et atteint des degrés très élevés.

On a cru, à un moment, que cette haute température permettait d'établir un diagnostic certain entre l'éclampsie et l'urémie.

Mais l'abaissement thermique que l'on a constaté dans l'urémie (Charcot, Hirtz, Bourneville), n'est pas absolument constant; et, depuis les observations de ces derniers auteurs, d'autres faits se sont produits où, au contraire, on a observé une ascension thermique. On ne peut donc établir de règle absolue.

S'il est une maladie convulsive essentiellement caractérisée par une élévation considérable, parfois extraordinaire de la température, c'est assurément le tétanos.

Dans les derniers jours, elle atteint souvent 42° et Wunderlich déclare qu'il a observé le chiffre extraordinaire de 44°,75.

Les exacerbations surviennent en même temps que les accès convulsifs.

Dans la *rage*, la fièvre apparaît aussi constamment dès le début des accès ; la température subit une augmentation considérable; on trouve parfois des degrés tout à fait extraordinaires qui ne peuvent être comparés qu'à ceux observés dans le tétanos : 42° et 43°. C'est surtout dans les dernières heures de la vie qu'ils surviennent.

MM. Charcot et Bouchard ont d'ailleurs depuis longtemps démontré que les convulsions statiques, c'est-à-dire avec prédominance des contractions toniques (tétanos, attaque épileptiforme), font monter la température considérablement, tandis que les convulsions dynamiques (avec prédominance des mouvements cloniques) ne l'influencent pas d'une façon notable.

Insolation. — L'insolation, appelée aussi coup de soleil, fièvre thermique (Wood), est l'effet produit sur l'économie par l'action d'un soleil ardent.

Cette affection a été aussi désignée sous le nom de coup de chaleur, d'autres agents thermiques que les rayons solaires pouvant déterminer les mêmes accidents. Ces accidents résultent de l'échauffement graduel du corps sous l'influence d'une température excessive.

Le corps s'échauffe d'ailleurs d'autant plus que la température est plus élevée, que les vêtements sont plus lourds, que l'atmosphère est plus chargée d'humidité.

M. Vallin a fait ressortir ce fait que l'immobilité favorisait l'action de la chaleur.

Dans sa thèse inaugurale, M. Hestrès a montré, par un grand nombre de cas, que la température s'élevait considérablement dans l'insolation. Les chiffres qu'il donne sont : 41°,66 ; 42°,88 ; 43° ; 43,4 ; 43°,77 ; 45°.

L'insolation est en effet une des affections dans lesquelles s'observent les plus hautes températures. Ces cas de températures excessives sont, bien entendu, suivis de mort.

Les résultats des expériences faites par M. Vallin sur divers animaux concordent avec les observations cliniques de M. Hestrès : la température la plus basse qu'il ait observée a été de 43°,6 au moment des convulsions, la mort ayant eu lieu à 44°,4.

D'ordinaire, c'était au moment où le thermomètre oscillait entre 44° et 44°,5 que survenaient des accidents éclamptiques ; dans deux cas, ils n'ont commencé que par 45° et même 45°,4.

La température, au moment de la mort, a varié de 44°,2 à 46°,1 ; le plus souvent elle dépassait 45° de quelques dixièmes.

M. Vallin n'a pas constaté l'élévation légère (de deux à huit dixièmes de degré) signalée par Obernier après la mort.

De la température dans les lésions de la moelle.

Après les lésions de la moelle cervicale, il est habituel de voir survenir une élévation de température qui parfois même est très considérable.

Naunyn et Quincke ont cité plusieurs cas de ce genre.

Dans les transactions médico-chirurgicales, Benjamin Brodie, en 1837, a le premier appelé l'attention sur l'augmentation considérable de la chaleur propre qu'il avait notée dans plusieurs cas de blessure de la moelle cervicale.

Son cas le plus célèbre est relatif à une déchirure de la moelle épinière au niveau de la partie inférieure de la région cervicale. Les muscles du tronc et du membre étaient paralysés chez ce malade ; le nombre des respirations était tombé à cinq ou six par minute ; le diaphragme seul fonctionnait.

Le thermomètre appliqué entre le scrotum et les cuisses avait marqué 43°,9. La mort survint au bout de vingt-deux heures.

Billroth a rapporté un cas de fracture de la sixième vertèbre cervicale avec écrasement de la moelle où, cinquante heures après l'accident, la température du malade avait été de 42°,2.

Frerichs, dans un cas identique, a vu la température qui, au moment de l'accident, était de 37°,6 s'élever en douze heures à 40°,9, au bout de quelques heures à 42°,1, au bout de dix-neuf heures à 43°,6, alors que celle du rectum était à 43°,8.

Quincke a aussi rapporté deux cas dans lesquels la température s'était élevée à 43°,4 et à 43°,6. Ce dernier cas se rapporte à un fait de compression du bulbe observé dans une carie de l'atlas, de l'axis et de l'occipital, par suite d'une chute ; il n'y avait pas d'autre lésion, et c'est dans les trois derniers jours de la vie que la température était ainsi montée de 37° à 43°,6. Après la mort, elle s'était élevée même un peu, et elle resta ensuite au même degré pendant deux heures.

Weber cite deux cas semblables : dans l'un, l'élévation thermique atteignit 44° ; dans l'autre, le thermomètre appliqué immédiatement après la mort marquait 43°,3. Fischer a aussi observé une température de 42°,9. Enfin, parmi les faits colligés par MM. Naunyn et Quincke, se trouve un cas de fracture de la douzième vertèbre dorsale avec contusion et hémorrhagie de la moelle épinière à ce niveau, cas où la température centrale du blessé au bout de trois jours était montée à 44° C. A propos de cette dernière observation, M. Vulpian fait observer qu'une pareille augmentation de température ne peut pas être attribuée seulement à une production plus intense de calorique dans les parties inférieures du corps, qu'il y a eu probablement exaltation des propriétés de la moelle épinière dans toute son étendue et que cette exaltation a dû provoquer une suractivité de la thermogénèse dans toutes les parties du corps.

M. Fournet, dans sa thèse « des températures dans les

fractures et luxations de la colonne cervicale », cite une série d'observations qui viennent à l'appui des faits précédents.

Observation I.

Il s'agit d'un nommé B... (Albert), âgé de 24 ans, vidangeur, entré le 12 septembre à l'hôpital Saint-Louis, salle Saint-Augustin, n° 62, service de M. le professeur Duplay.

La nuit dernière une pompe lui est tombée sur la partie supérieure du dos; le coup l'a projeté à terre; il n'a pu se relever.

A l'hôpital où il est transporté sur un brancard, on constate une luxation de la septième vertèbre cervicale, sur la première dorsale, par rotation des mêmes vertèbres.

Paraplégie complète de la motilité et de la sensibilité, en pinçant ou chatouillant la plante des pieds, on constate que les réflexes ont complètement disparu.

Aux membres supérieurs, conservation de la sensibilité électrique; de même pour les muscles de la face et les muscles intercostaux. A partir de la paroi abdominale, les contractions deviennent de moins en moins sensibles.

Demi-érection de la verge, accusée surtout sous l'influence de l'examen de la région cervico-dorsale et des attouchements. Paralysie de la vessie. Constipation. Rien dans les organes thoraciques.

Du 12 septembre, jour de l'accident, au 30, jour de la mort, la température oscille entre 37°,2 et 40°,4; la moyenne est de 39°.

Du 12 au 16, ascension qui atteint 39°,2, matin, 39°,6 soir; du 17 au 23, la température baisse chaque jour de deux dixièmes, 38°,8 — 38°,2 — 38°,6 — 38°,4 — 38°,2.

Le 23. Elle remonte à 39°,6 — 40° le soir, et se maintient à 39° et quelques dixièmes, jusqu'à la veille de la mort du malade.

Comme l'ont démontré les travaux de Hutchinson, on observe alors un court abaissement de la température : 38°.

Le malade succombait 18 jours après l'accident.

Observation II.

D... (Victor), teinturier, 25 ans, entré le 7 juin 1876 à l'hôpital Saint-Louis, salle Saint-Augustin, n° 39, service de M. le professeur Duplay.

D... est tombé d'un premier étage sur la tête, en position fléchie, le menton appuyé sur le sternum.

On constate une fracture de la sixième et de la septième vertèbres cervicales.

Le 7 juin, le thermomètre marque 39°,6.

La température subit les jours suivants des oscillations descendantes : 39°,1 — 38°,6 — 38°,5 — 37°,6 — 37°,2 — 37° — 36°,9.

Les températures du matin sont généralement inférieures d'un degré à celles du soir.

Le 19, légère ascension, qui se maintient quelques jours : 38° — 38°,8 — 38°,4 — 38°. Le soir, il y a augmentation de cinq dixièmes de degré à un degré.

La température qui, le 25, était à peu près normale, remonte, le 29, à 38°,2, le matin, 39°,2 le soir; 1er juillet, 39°, soir.

La température baisse ensuite ; il meurt le 12 août.

Observation III.

Fracture de la cinquième vertèbre cervicale, avec déchirure de la moelle à ce niveau.

Cette observation est empruntée au travail de Hutchinson, sur l'état de la température et de la circulation, après les lésions de la moelle cervicale.

Il s'agit d'un maçon âgé de 28 ans, qui avait fait une chute de 22 pieds de hauteur. L'accident avait eu lieu le 23 novembre ; la mort eut lieu le 28.

Dans cette observation, au lieu d'une élévation de température, on constate, au contraire, un abaissement.

Vingt-quatre heures après l'accident, la température uréthrale, malgré la congestion pénienne, n'était que de 93° F. = 33°,8 C.; il y avait 95°, F. = 35°,5 C. dans le rectum.

Le 28, au moment de la mort, le thermomètre dans le rectum et l'aisselle était de 95° F. = 35° C. Jamais il n'y a eu élévation de température.

Observation IV.

D... (Charles), âgé de 17 ans, tabletier, entre le 16 mai à la Charité, salle Sainte-Vierge, n° 47, service de M. Gosselin.

Il a fait une chute sur la tête, fortement fléchie en avant, et n'a pas perdu connaissance; mais il a eu des éblouissements et a perdu instantanément l'usage des membres inférieurs.

D... est atteint d'une fracture du rachis, au niveau de la cinquième et de la sixième vertèbres cervicales.

Il meurt le 17.

Ce jour-là au matin, il présente une température de 40°,4, et le soir, une température de 41°,2.

Observation V.

V... (Jean-Claude), âgé de 62 ans, cordonnier, entre le 15 août 1876, salle Cochin, n° 23, service de M. le Dr Desprès.

Le 12, il est tombé dans un escalier; il a perdu connaissance; il n'a repris ses sens qu'à son entrée à l'hôpital.

On constate une plaie de la tête, avec décollement du cuir chevelu et la subluxation du corps de la deuxième vertèbre cervicale sur la troisième.

La température a varié entre 37° et 40°,2.

Le 22, on observe une température de 37°,6, la température se maintient à la normale jusqu'au 4 septembre.

Ce jour-là, ascension à 40°,2 (il faut faire la remarque qu'il s'était montré des plaques érysipélateuses sur le cuir chevelu, le front et le cou).

Le 5, le thermomètre marque encore 40°; à partir de ce jour, la température baisse progressivement: 39°,4 — 38°,4 — 37°,7. jusqu'au 9 septembre.

Puis une légère élévation se produit : 38° — 38°,4 — 39°,6. Le 12, on observe 37°,8; le 13, 39°; le 15 et le 16, 38°,5, le malade meurt le 10 octobre.

Observation VI.

Il s'agit d'un jardinier nommé J... (J.), âgé de 59 ans, entré le 26 avril 1875 à l'hôpital de Nancy, salle Saint-Léon, service de M. le professeur Rigault, suppléé par M. Gross, agrégé.

Ce malade a fait une chute d'une hauteur de 3 ou 4 mètres; il est atteint d'une fracture, avec luxation du corps de la septième vertèbre cervicale.

Ascension de la température, le 27 et 28 avril : 38° — 39°,4.

Du 29 avril au 6 mai, la température revient à la normale, et même baisse davantage : 38° — 38°,8 — 37°,7 — 37°,8 — 36°,8 — 37° — 36°,2; le soir, on observe de cinq dixièmes de degré à un degré en plus.

Élévation le 7 juin : 39°,6.

Le malade est mort dans la soirée du 6, où la température avait été de 39° le matin.

Les oscillations de la température ont donc eu lieu entre 37° et 39°,8.

OBSERVATION VII.

P... (Adrien), 25 ans, mécanicien, entré le 18 septembre à l'hôpital Saint-Louis, salle Saint-Augustin, service de M. Péan, suppléé par M. le Dr Nicaise.

Tombé le 17, en faisant de la gymnastique, d'une hauteur évaluée à 3m,50 ou 4 mètres.

Il présente une luxation de la sixième vertèbre cervicale sur la septième et la moelle est comprimée à ce niveau.

Le 19, température du matin : 39°,8; du soir : 40°,8.

Le 20, température du matin : 40°,4; du soir : 41°

Le malade succombe le 21, à 5 heures du matin.

A côté de cette observation, on peut placer celle de Billroth, dont no avons déjà parlé; il s'agissait d'une luxation de la sixième vertèbre cervicale sur la septième, avec fracture des apophyses épineuses des cinquième et sixième, et fracture du corps de la septième vertèbre cervicale. On observa 40°,5, vingt-quatre heures après l'accident; 42°,2, cinquante heures après; le malade succombait cinq heures après cette température.

De toutes ces observations on peut conclure que l'élévation de la température après les fractures et luxations de la colonne cervicale est un fait des plus fréquents.

Hutchinson pense que toute lésion d'un nerf mixte, moteur, sensitif ou vaso-moteur, implique à plus ou moins longue échéance un abaissement thermique.

Au début on pourrait observer de nombreuses oscillations : abaissement d'abord dû probablement à la commotion, puis élévation, en dernier lieu abaissement.

Brown-Sequard n'explique pas de la même manière les élévations et les abaissements observés. Il admet que lorsqu'il y a une grave lésion la température s'élève, que, si au contraire la moelle est simplement irritée, il y a refroidissement.

Dans les sept cas de fractures ou luxations de la colonne cervicale que nous avons empruntés à la thèse de Fournet, quatre fois, comme l'auteur le fait remarquer, nous avons observé une marche relativement subaiguë puisque l'affection a duré une période moyenne de trois semaines, la lésion traumatique fut probablement le point de départ d'une myélite cervicale. Dans les autres cas, on a trouvé à l'autopsie une véritable solution de continuité, ou un ramollissement plus ou moins étendu de la moelle, en un mot des lésions incompatibles avec la vie.

Il y a donc des cas où la marche est aiguë, et d'autres où elle est subaiguë.

Dans les premiers, la température est toujours très élevée, la mort est rapide. Dans les seconds, au contraire, la compression est lente, on observe la marche de la température signalée par Hutchinson. Il y a une période d'augment, un fastigium, une sorte de défervescence qui est rarement complète, la température présente la marche des affections inflammatoires en général ; il y a eu myélite consécutive.

C'est d'ailleurs l'opinion de Hutchinson que l'élévation de la température est bien plus fréquente que l'abaissement et que ce n'est qu'après un temps plus ou moins long que l'abaissement survient.

Il a d'ailleurs cité un exemple dans lequel cet abaissement persistait au bout de cinq mois après une élévation temporaire. En parallèle avec ce dernier fait, il met une observation de Frédéric Churchill, présentant avec la précédente les plus grandes analogies, les lésions étaient les mêmes ; mais on observa une forte élévation de température.

Que conclure dès lors de notre observation III due à Hutchinson lui-même, où l'issue fut des plus rapides et où pourtant la température était à 95° F = 35° C?

Évidemment, en présence de la variation assez fréquente des phénomènes constatés, il faut, pour trancher définitivement la question, attendre de nouvelles études.

Cependant une hypothèse récente, celle de Tscheschichin semblerait donner raison à ceux qui prétendent qu'une lésion de la moelle cervicale s'accompagne toujours d'une élévation de température.

Tscheschichin a constaté ce fait que, lorsqu'on sectionne sur un lapin la moelle allongée immédiatement en arrière de la protubérance, on voit survenir une forte élévation de température. Et il pense qu'au-dessus du point de la section existe un centre modérateur des phénomènes thermiques et que ce centre est situé dans la protubérance.

Bien des expériences sont en désaccord, il est vrai, avec cette hypothèse.

L'excitation de ce prétendu centre modérateur donne lieu à une élévation de température, contrairement à ce qui devrait avoir lieu d'après la théorie (Brüch et Günther).

D'un autre côté, la section transversale du bulbe rachidien ou de la moelle cervicale, au lieu de produire une élévation de température, produit un abaissement (Cl. Bernard, Pochoy).

Il est vrai que les résultats de ces dernières sections peuvent, nous le verrons plus tard, être favorables à la théorie de Tscheschichin.

Lewitzky prétend que, dans les expériences de Tscheschichin, la température ne s'élève que lorsque les animaux ont des convulsions à la suite de l'expérience, ce qui, d'ailleurs, arrive fréquemment.

Enfin, Vulpian prétend, avec Heidenhain et Riegel, que les phénomènes observés sont dus à l'exaltation des propriétés et des fonctions de la moelle allongée et de la moelle épinière, en un mot, à une irritation nerveuse et non à une paralysie.

Nous venons d'exposer de nombreuses et sérieuses objections faites à la théorie de Tscheschichin, il est cependant des expériences qui sembleraient lui donner raison.

Naunyn et Quincke ont montré que la section de la moelle était réellement suivie d'une production exagérée de chaleur, que l'abaissement de la température générale était dû à un second facteur, à la dilatation des vaisseaux périphériques, conséquence de la paralysie des vaso-moteurs qui détermine un refroidissement dont l'effet dépasse celui de la production thermique.

Et une nouvelle hypothèse a surgi pour expliquer cette réelle élévation de température après section de la moelle : on a admis que dans son épaisseur existent des nerfs qui modèrent les processus d'oxydation et la production de la chaleur, et que c'est par suite de leur paralysie que la température s'élève, lorsque la moelle est coupée; et cette hypothèse est bien exacte, car plus la section a été faite dans un point rapproché de la terminaison de la moelle, moins l'élévation de température est exagérée, un moins grand nombre de nerfs étant paralysés.

Il existe donc bien dans la moelle des faisceaux nerveux par lesquels le cerveau exerce une influence modératrice sur la production de la chaleur.

Heidenhain a, lui aussi, étudié l'influence des centres nerveux sur la calorification ; et il a démontré qu'il se produit un abaissement de la température centrale, lorsqu on excite les nerfs sensitifs; cet abaissement persiste, lorsqu'on sépare la moelle allongée du cerveau, mais ne se produit plus lorsqu'on sépare la moelle cervicale de la moelle allongée. Heidenhain, en excitant directement la moelle allongée, a vu encore se produire un abaissement de la température centrale, et cet abaissement ne se produisait pas lorsqu'on séparait la moelle allongée de la moelle cervicale. Il semble donc que la moelle allongée exerce une action modératrice sur la température, et que cette action se transmette par l'intermédiaire de nerfs modérateurs qui descendent par le cordon spinal.

Toutes les recherches expérimentales dont nous venons de parler et auxquelles, étant donné le cadre de notre sujet, nous n'avons pu donner que de faibles développements, démontrent donc bien que le système nerveux exerce une influence considérable sur la production de la chaleur, sur la fièvre, en un mot, et aussi sur le maintien de la température normale; cette influence est mise en jeu à la fois par l'intermédiaire des nerfs vaso-moteurs et par une action plus directe. La question à savoir est si ce système nerveux exerce cette dernière action par l'intermédiaire de nerfs thermiques ou trophiques (Cl. Bernard), ou bien par l'intermédiaire de fibres motrices, sensitives ou symptomatiques (Vulpian).

CHAPITRE V

VALEUR PRONOSTIQUE DES HAUTES TEMPÉRATURES, EFFETS DE LEUR ACTION

Pour Wunderlich, les degrés thermiques extrêmement hauts sont des indices sûrs du danger et de l'imminence de la mort. Il ne fait des restrictions que pour certaines formes morbides spéciales où des élévations de température qui, dans d'autres circonstances, passeraient pour des signes positifs d'agonie, présentent une signification moins défavorable.

« Dans les typhus abdominal et exanthématique, les malades supportent des températures plus élevées que dans la pneumonie ; dans la scarlatine, des élévations plus considérables que dans la rougeole. Mais, tandis que dans ces formes morbides, une élévation de 42° ne donne presque plus d'espoir, dans le typhus récurrent, elle ne présente pas encore de dangers en elle-même. »

Jamais il n'a observé une température supérieure à 42°,125 qui n'ait été suivie de mort.

Il cite bien, il est vrai, des cas d'insolation rapportés par le docteur Lewig où la température serait montée à 42°,8 avec issue favorable, mais il tient peu de compte d'une observation du docteur Mader qui aurait vu une température de 48°,3 survenir après une fièvre intermittente régulière chez un soldat revenu du Mexique. Il trouve cette température d'autant plus étonnante que le malade, au moment où les accès survenaient, avait eu de nombreuses hémorrhagies.

Pour bien mettre en évidence la valeur pronostique des hautes températures, nous rappellerons la statistique suivante due au même auteur : sur 55 cas de typhus exanthématique, cinq, où la température dépassa 42 degrés, furent tous suivis de mort, vingt fois la température se maintint entre 40° et 41° ; il y eut alors 9 décès, et ceux-là moururent qui avaient eu les températures les plus élevées.

Au point de vue des grandes élévations de température et de leur pronostic, les maladies peuvent être rangées en quatre classes (Wunderlich) :

1° Les maladies infectieuses proprement dites ;

2° Certaines maladies, dont le principal caractère est la malignité, maladies infectueuses ou bien dont le caractère infectieux n'est pas démontré ;

3° les diverses maladies fébriles, bénignes en elles-mêmes, et qui habituellement se terminent par la guérison ;

4° Les maladies dans lesquelles le système nerveux est principalement affecté.

1° Dans les maladies infectieuses proprement dites, telles que les fièvres intermittentes maremmatiques et la fièvre récurrente, la température peut s'élever à un très haut degré sans pour cela entraîner un pronostic fatal. Il est vrai que, dans ces cas particuliers, on doit tenir compte non plus seulement de la haute température à laquelle le malade peut être soumis à un moment donné, mais encore de la durée d'action de cette haute température.

Dans la fièvre intermittente, la température peut atteindre 41° et même davantage en très peu de temps, et cela par accès répétés, et sans que le danger soit grand.

Mais cette température dure peu ; elle disparaît avec le frisson.

Dans la fièvre récurrente, on trouve des élévations de température allant jusqu'à 42° et même dépassant ce chiffre de quelques dixièmes sans que le cas soit mortel. Une température un peu plus élevée que 41° peut même durer un peu plus longtemps qu'un ou deux jours, rarement, il est vrai, elle peut persister davantage.

2° Il est des maladies dont quelques-unes sont de nature infectieuse, dont certaines autres ne présentent pas ce caractère, qui, toutes, sont particulièrement malignes.

Ces maladies peuvent déterminer une température très élevée ; et Wunderlich se demande si cette température très élevée est cause ou effet de la gravité qui les caractérise. Nous verrons plus loin que, pour Liebermeister, c'est bien le haut degré thermique qui constitue essentiellement la gravité.

Parmi ces maladies, nous citerons les exanthèmes aigus, la pyémie, la fièvre puerpérale, la méningite de la convexité, certains cas de rhumatisme et de pneumonie.

La température, dans ces maladies, peut brusquement s'élever à un chiffre très haut ; elle ne se maintient que rarement pendant plusieurs jours à ces hauteurs exagérées ; car il y a une question invariable de pronostic : à 41°,5 les chances de guérison sont faibles ; à 41°,75 il y a presque certitude de mort.

3° Dans certaines maladies fébriles, bénignes en elles-mêmes, et qui se terminent habituellement par la guérison, il est bien rare que l'on trouve des élévations de température de 41° et au-dessus ; si ces températures surviennent, elles ne sont que passagères, elles précèdent parfois une crise ; c'est la perturbatio critica des anciens.

4° Certaines maladies du système nerveux qui, pourtant, ne comportent pas un caractère essentiellement fébrile présentent parfois, dans les dernières heures de la vie, des températures de 41°, 42°,5 et même 44°.

Le tétanos se présente en première ligne; puis vient l'épilepsie, l'hystérie à terminaison funeste, les affections inflammatoires du cerveau et de la moelle ainsi que les blessures de la moelle cervicale.

Jusqu'ici nous n'avons envisagé les hautes températures qu'au seul point de vue de pronostic; nous savions d'ailleurs par les expériences des physiologistes que lorsque la température d'un animal s'élevait de 4 ou 5 degrés au-dessus de la normale, la mort était certaine.

Comment donc les hautes températures agissent-elles? quelle est leur action délétère?

Boerrhaave et Van Swieten avaient admis que les liquides de l'économie s'évaporaient, que le sérum se coagulait; et Weickardt, il y a quelques années, formulait une hypothèse semblable, la concrétion de la fibrine. Rien d'ailleurs n'a été moins démontré.

Liebermeister, s'appuyant sur ce fait que, dans un grand nombre de maladies bien différentes : la pyémie, la fièvre puerpérale, le typhus, la scarlatine, la tuberculisation aiguë, les fièvres catarrhales, où la température avait été fort élevée pendant la vie, on avait trouvé à l'autopsie les mêmes lésions dégénératives, en fait découler cette conclusion que c'est la température elle-même qui a déterminé ces dégénérescences.

« Toutes ces observations, dit-il, confirment l'opinion que la dégénérescence graisseuse du foie, du cœur, des reins, de la rate et des muscles volontaires qui s'observe fréquemment dans les maladies fébriles graves est, dans beaucoup de cas, la conséquence directe de l'élévation de la température du corps. Cette opinion s'appuie sur la fréquente coïncidence d'une dégénérescence graisseuse très étendue et d'une température très élevée, sur la gravité des accidents et la fréquence de la mort chez des animaux exposés à une température excessive. C'est, du reste, l'hypothèse la plus simple ; elle est à conserver jusqu'à ce que l'on ait démontré qu'elle est inexacte ou incomplète. »

Liebermeister n'est pas seul à conclure ainsi.

Max Schultze et W. Kühne ont constaté, pour les plantes et les animaux inférieurs, l'influence des hautes températures sur les éléments cellulaires.

Le premier de ces auteurs a vu la coagulation du protoplasma survenir chez les animaux et les végétaux inférieurs à une température de 43° à 45°.

Louis et Stokes, Wagner et Zenker ont signalé la dégénérescence graisseuse des muscles dans le typhus.

Bühl et R. Maier, l'état gras du foie, des reins et du cœur dans la fièvre puerpérale.

La dégénérescence du foie, souvent facile à voir à l'œil nu, à plus forte raison constatable au microscope, est, pour Liebermester, l'indice certain que le malade a eu de hautes températures.

Ces hautes températures agissent aussi sur le cœur et sur les centres nerveux.

Nous savons que lorsque, dans une maladie, le thermomètre marque un très haut degré de fièvre, le nombre des pulsations est généralement accru d'une façon proportionnelle : au début, sous l'influence de l'action excitante de la chaleur, le nombre des pulsations augmente ; il y a accélération des mouvements cardiaques. Au contraire, si la température diminue, les mouvements cardiaques décroissent de nombre. Si la maladie, suivant son cours régulier, présente des anomalies dans cette uniformité de progression, il faut en chercher la cause soit dans une affection cardiaque préalablement existante, soit dans une affection pulmonaire avec asphyxie, soit dans une lésion cérébrale.

C'est là, du moins, ce qui se passe au début, quand la fièvre n'a pas encore porté son action sur les tissus, quand elle ne les a pas désorganisés.

Puis, quand la dégénérescence des tissus se produit, la force musculaire du cœur diminuant, le ralentissement commence; et, avec lui, surviennent la congestion pulmonaire et le collapsus.

Pour ce qui est du trouble apporté dans les fonctions du système nerveux, on ne peut, dans certains cas, en rapporter la cause à une altération anatomique. Le sang surchauffé fait sans doute vivre d'une autre vie les organes centraux, mais en comparant la marche de la température et celle des accidents, on trouve entre eux une relation intime. D'une manière générale, le coma, le délire, les phénomènes nerveux graves surviennent quand la température est élevée; d'un autre côté, quand la température baisse, sous l'influence d'agents antipyrétiques, tous ces accidents nerveux diminuent,

L'influence des résistances individuelles joue, il est vrai, un grand rôle dans la manière dont se produisent ces accidents; il n'y a pas toujours une proportionnalité absolue entre le degré de température et la gravité des phénomènes; si certains malades délirent sous l'influence d'une fièvre légère, bien d'autres supportent sans délire des températures prolongées et élevées.

Tout le monde, il est vrai, ne partage pas absolument

l'opinion de Liebermeister et ne regarde pas dans la fièvre les troubles fonctionnels cérébraux comme le résultat de l'action des hautes températures sur le cerveau. Dans la pneumonie, par exemple, Heinze admet que si les grands troubles cérébraux peuvent recevoir cette interprétation, il n'en est pas de même pour les troubles légers tels que l'agitation, l'insomnie, la céphalalgie, etc... Car ces symptômes se rencontrent avec l'apyrexie. Pour cet auteur, la température n'est pas la seule cause des troubles cérébraux, la nature de la maladie y est pour quelque chose.

Quoi qu'il en soit, il est certain que les hautes températures produisent des troubles psychiques, que ceux-ci ne disparaissent pas toujours avec elles, et que, par conséquent, dans ces cas, il a dû évidemment se produire une modification matérielle dans l'organe nerveux central. A une fièvre courte correspondent évidemment des troubles légers; et, de même, lorsque dans le cours d'une forte fièvre surviennent des rémissions, il se produira aussi une atténuation des désordres psychiques.

Mais il n'en est plus ainsi si, outre que la température est montée à un très haut degré, elle a persisté pendant longtemps; dans ces cas, le cerveau a été profondément atteint, les modifications profondes que l'excès de chaleur a produites persistent. La cause a disparu, il est vrai; mais l'effet subsiste plus ou moins longtemps.

Et même on voit alors les troubles psychiques présenter les modifications les plus saisissantes.

La fièvre typhoïde, le typhus, lorsqu'ils ont été un peu graves, laissent après eux un certain affaiblissement du cerveau, une obtusion intellectuelle fugace parfois, mais qui, dans certains cas, dure encore longtemps; plusieurs mois se passent, parfois même une année avant que le malade ait repris, outre sa force physique, l'intégrité de ses facultés intellectuelles. Et, au plus haut degré de ces perturbations, ne voit-on pas survenir certaines maladies mentales auxquelles sûrement l'élévation de la température n'a pas été étrangère.

Si même les hautes températures persistent, les troubles intellectuels se manifestent par une abolition plus ou moins rapide et complète des fonctions du cerveau par la paralysie de cet organe qui gagne le bulbe, par la mort. Ces cas, il est vrai, sont rares : la paralysie du cœur marche généralement de pair avec la paralysie du cerveau ; aussi peut-on dire que : « tant que la prostration cérébrale ne s'accompagne pas de la paralysie du cœur, il ne faut pas désespérer » (Brouardel).

Les hautes températures présentent donc des dangers bien manifestes et le thermomètre est bien un instrument précieux de pronostic.

Le traitement, dans bien des cas, est venu ajouter un argument puissant à toutes les considérations que nous avons exposées ; la méthode thérapeutique de la soustraction de la chaleur a bien souvent fait diminuer les troubles morbides ; les symptômes typhiques que l'on observe non seulement dans le typhus, mais dans la fièvre typhoïde, la pneumonie du sommet doivent d'autant mieux être rapportés à l'action d'une haute température, qu'ils disparaissent avec elle.

Nous parlions tout à l'heure de l'influence des hautes températures sur les éléments cellulaires, et nous avons considéré la dégénérescence graisseuse des organes comme la manifestation constante de l'hyperthermie prolongée, ne peut-on pas invoquer ce même processus pour expliquer les hémorrhagies qui se produisent dans le cours de certaines fièvres pernicieuses avec une température très élevée? De même que le foie et le cœur, les petits vaisseaux ne pourraient-ils pas subir une dégénérescence graisseuse?

Et si les hautes températures passagères sont d'un effet dangereux, à plus forte raison les températures persistantes doivent-elles faire de ravages.

L'*état fébrile* se manifeste habituellement par des phénomènes particuliers dans les divers appareils du système nerveux et musculaire : tantôt il y a excitation des fonctions ds ces appareils, tantôt dépression. Cette dernière est caractérisée par de la faiblesse des muscles, de la diminution de l'excitabilité des sens, une tendance aux hallucinations, au délire, enfin au coma.

L'aspect du malade est caractéristique : il est dans le décubitus dorsal ; les traits de la face sont immobiles, sans expression ; le regard se perd dans l'espace. Les narines sont pulvérulentes ; les ailes du nez, animées de mouvements rapides ; la bouche est entr'ouverte ; la langue desséchée et recouverte d'un enduit brunâtre ; les gencives fuligineuses. Un tremblement parfois très marqué de la langue et des lèvres rend, avec la sécheresse de la langue, la parole très difficile. Il peut y avoir de la carphologie, des soubresauts des tendons.

Cet ensemble de symptômes : état typhoïde, adynamie, s'observe surtout dans la dothiénentérie ; mais il n'est pas spécial à cette affection. Il survient dans les états pathologiques où la fièvre est élevée ; il peut aussi exister quand la fièvre est très modérée. D'un autre côté, parmi les processus pathologiques qui s'accompagnent de fièvre, certains amènent très facilement l'état typhoïde, tandis que d'autres, même avec une fièvre de longue durée, ne s'en accompagnent jamais.

Cet état typhoïde, abstraction faite des dispositions individuelles, ne tient pas seulement à l'élévation considérable de la température. Si, dans les maladies infectieuses et inflammatoires, il est bien rare de ne pas l'observer quand le thermomètre marque de hauts degrés, si, dans certaines maladies nerveuses fébriles (état de mal éclamptique, épileptique), il est aussi habituel de le constater, au contraire, dans les lésions de la moelle cervicale, il est tout à fait exceptionel de le voir survenir. Cependant, nous avons vu ces derniers cas s'accompagner d'une hyperthermie considérable.

Et de ce fait nous devons rapprocher le suivant : alors que la température est à 40°, 40°,8 dans une fracture ou une luxation de la colonne cervicale, il est bien rare d'observer l'accélération proportionnelle des mouvements du cœur ; le nombre des pulsations reste normal ou oscille très peu autour de la normale (sept observations de Fournet).

DEUXIÈME PARTIE

Températures simulées.

Nous avons passé en revue les plus hautes températures qui peuvent se présenter dans les différents états pathologiques ; d'un autre côté, nous avons montré les dangers de ces hauts degrés thermiques et leur incompatibilité avec la vie.

Les conclusions que nous avons exposées se trouveraient cependant infirmées d'après une observation du docteur J. W. Teale, communiquée à la Société clinique de Londres et reproduite par la Lancette du 6 mars 1875 : Après un traumatisme de la colonne vertébrale, la température, pendant plusieurs jours et même des semaines, ne serait jamais descendue au-dessous de 108° F. (41°,6 C.) et, dans cinq occasions, aurait marqué le chiffre extraordinaire et sans précédent de 122° F. = 50° C.

Nous allons reproduire cette observation in extenso en raison de son importance ·

Observation du Dr J. W. Teale, de Scarborough. — Remarkable Elevation of temperature (to 122° F.), after Injury to the Spine. [Remarquable élévation de la température (jusqu'à 50° C.), après un traumatisme de la colonne vertébrale.]

Il s'agit d'une jeune dame renversée le 5 septembre 1874, pendant une chasse, et tombant lourdement sous sa monture qui, voulant franchir une barrière à cinq traverses, s'était embarrassée les pieds à la partie supérieure de celle-ci.

Elle reprit connaissance au bout d'un certain temps, et fut examinée par M. Teale, environ cinq ou six heures après l'accident. Très abattue en ce moment, elle se plaignait d'une douleur dorsale; les cinquième et sixième côtes gauches étaient en effet fracturées. Quelques jours après, la température monta à 101°, mais elle redevint normale au bout d'une quinzaine. La fracture des côtes était consolidée; mais, quoique la douleur et la sensibilité à la pression persistassent au-dessous de la sixième vertèbre dorsale, la malade conserva le complet usage de ses membres inférieurs.

Elle fut examinée alors par M. Pridgin Teale, de Leeds, qui conclut à une inflammation subaiguë des ligaments.

Le 3 octobre, la température monta à 100°, puis 101°; toujours de la sensibilité et de la douleur; sommeil troublé et mouvements saccadés dans les jambes. En dépit de l'application de sacs de glace qui fut faite sur la colonne vertébrale, la température continuant à s'élever lentement atteignit 105° le 3 novembre et 106° le 6 du même mois.

On pensa alors à une inflammation des ligaments spinaux, des disques inter-vertébraux, et probablement aussi des membranes de la moelle. Le mouvement volontaire persistait encore dans les membres inférieurs.

Dans la soirée du 8, la températuze atteignit 110°. Des sangsues furent appliquées sur la colonne vertébrale et des frictions mercurielles faites sur les cuisses. Le 11, la température s'éleva rapidement de 105° (où elle était retombée le 9) à 116°; le 12, elle tomba à 110°, pour remonter à 118°; le matin du jour suivant, elle arriva au chiffre étonnant de 122°, et l'index du thermomètre resta caché dans la partie supérieure de l'instrument, la limite de sa graduation n'étant que de 122°. Une chute de 8° le même jour fut suivie d'une nouvelle ascension à 122°, dans la soirée; et le 14 il y eut une autre chute à 108°.

Pendant cette période, le pouls marqua environ 120°. La malade maigrit rapidement, et souvent parut perdue.

La déglutition devint très douloureuse et on dut avoir recours aux lavements nutritifs. Les sacs de glace et le traitement mercuriel furent continués. Ce dernier fut abandonné le 16, en raison de l'état des gencives qui commençaient à devenir sensibles.

Une amélioration légère se déclara, le pouls tomba à 110 pulsations, la déglutition devint plus facile, les élancements dans les jambes moins fréquents, et la douleur dorsale diminua.

Mais, néanmoins, le thermomètre enregistra le tracé le plus extravagant.

La courbe que nous relatons ci-dessous a été montrée à la Société.

Tracé de la température.

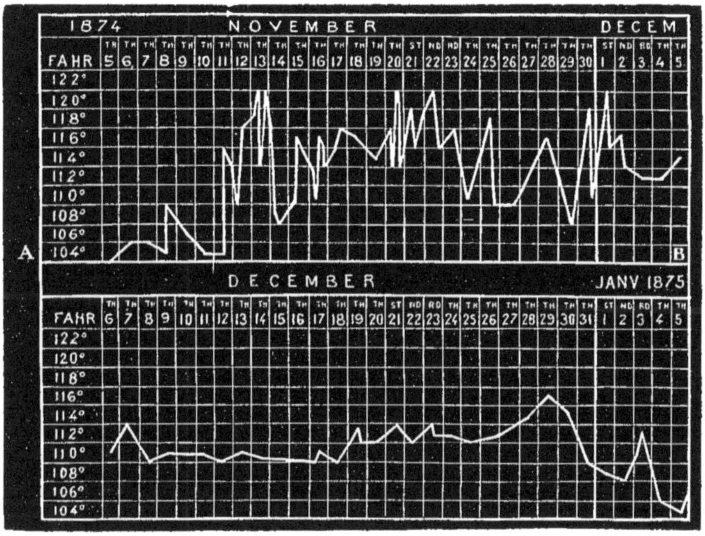

104° F. = 40° C.	111° F. = 43,88 C.	117° F. = 47,22 C.
105° F. = 40,55 C.	112° F. = 44,33 C.	118° F. = 47,77 C.
106° F. = 41,11 C.	113° F. = 44,99 C.	119° F. = 48,33 C.
107° F. = 41,66 C.	114° F. = 45,55 C.	120° F. = 48,88 C.
108° F. = 42,22 C.	115° F. = 46,11 C.	121° F. = 49,44 C.
109° F. = 42,77 C.	116° F. = 46,66 C.	122° F. = 50° C.
110° F. = 43,33 C.		

Ainsi, du 16 au 22 novembre la température se maintient entre 114° et 118°, s'élevant à 120° en deux occasions ; du 23 au 1er décembre, elle flotte dans de larges limites entre 108° le 29 novembre et 122° le 1er décembre, une différence de 10° se manifestant quelquefois entre deux observations consécutives. A partir du 1er décembre, elle commença à s'abaisser ; le 8, elle fut de 110°, et ce niveau modéré se maintint avec de légères variations jusqu'au 19. Le seul phénomène remarquable qui se manifesta fut un gonflement soudain de la langue le 12 décembre. Un progrès marqué s'établit, sauf dans la marche de la température qui amena 112° à 114°, entre le 19 et le 27, puis s'éleva définitivement à 117° le 29 (terme d'ascension); car elle déclina depuis avec rapidité, 105° le 5 janvier et devint normale le 10.

Le 22 janvier la malade paraissait être en convalescence, l'appétit était revenu; dès lors la promenade au dehors était possible. On conclut de là que la moelle n'avait pas été primitivement atteinte, mais que l'élévation de la température devait être attribuée à une extension de l'inflammation à cette dernière.

M Teale dit que, pendant la durée de l'observation, on ne s'est pas servi de moins de sept thermomètres très différents, fabriqués par Harvey et Reynolds, et dont quatre avaient reçu des certificats de Kew.

Aucun thermomètre destiné aux explorations cliniques ne pouvant ordinairement enregistrer plus de 118°, on en construisit un que l'on gradua jusqu'à 122°. Le 1er décembre, l'index de l'instrument se cacha sous l'extrémité supérieure de la tige, et comme cet index mesurait trois pouces, on en conclut que la température avait atteint 125° (Le thermomètre fut passé à la ronde pour être examiné).

La température a été généralement prise dans l'aisselle. Un thermomètre a ete placé de chaque côté. Puis les instruments ont été changés de place. Le côté gauche a donné ordinairement une augmentation d'un demi-degré sur le côté droit. Plusieurs fois la température fut prise entre les cuisses; elle donna une fois 116°, tandis qu'elle n'était que de 113°,5 dans l'aisselle. Le 11, elle fut de 111° dans le rectum, de 110°,4, dans l'aisselle. La malade ne put jamais supporter le thermomètre sous la langue.

Les instruments ont été après chaque application examinés par deux ou trois témoins dignes de foi, et les résultats de l'exploration ont toujours été relatés par écrit immédiatement après.

Aucune bouteille d'eau chaude n'a été placée près de l'aisselle comme on pourrait naturellement le penser. Quelquefois, alors que le thermomètre était à sa plus grande élévation, les mains, les pieds, le front étaient glacés et la malade croyait avoir du feu dans les veines.

L'urine était tellement chargée qu'on ne pouvait l'observer. Les règles qui n'apparurent qu'une fois après l'accident furent supprimées jusqu'au 20 juin, époque à laquelle s'établit la convalescence.

Le tracé montre les alternatives rapides de la température en quelques heures. Mais pendant l'espace de sept semaines elle ne tomba pas au-dessous de 108°.

En ce qui concerne les troubles nerveux, il n'y eut ni perte nette de la sensibilité, ni paralysie; mais au moment de son rétablissement, la malade s'aperçut que sa jambe gauche était plus faible que l'autre.

Depuis cette observation, la malade, qui était retournée chez elle, à une distance de 100 milles, a eu une rechute, après avoir eu pendant cinq semaines une température normale et s'être en apparence bien portée.

A la fin de la journée, elle eut une violente attaque de nerfs (semblable à beaucoup de celles qu'elle avait éprouvées pendant sa maladie), et la température s'éleva de nouveau, une fois même elle atteignit 110°.

Depuis, les meilleures nouvelles ont été données sur le compte de la malade, et quoique sa température eût encore une fois atteint 105° à 106°, il n'a pas semblé nécessaire de lui faire garder le lit.

Que conclure de cette observation qui est en contradiction formelle avec toutes celles que nous avons rapportees dans notre étude sur la température à propos des lésions de la colonne cervicale?

Le fait nous paraît à nous plus qu'extraordinaire. Si l'on fait attention à ce détail que la malade est une hystérique ; qu'on n'a trouvé aucune lésion capable d'expliquer les hautes températures si souvent observées chez elle ; d'un autre côté que, jamais, ni dans les lésions de la moelle, ni dans n'importe quelle autre maladie, une pareille hyperthermie n'a pu être sérieusement constatée, et que dans les cas où une température, de huit ou dix degrés inférieure à 50°, s'est produite, elle a été suivie de mort, on nous autorisera, je le suppose facilement, à admettre que la fourberie a été possible et que ce n'est pas parce qu'on n'a pu la rendre évidente, qu'on doit la nier.

Il y a d'ailleurs, dans cette observation, un fait que nous retrouverons dans l'observation que nous avons prise avec notre maître M. du Castel : l'index du thermomètre est montée dans la cuvette qui termine l'instrument à son extrémité supérieure ; et nul doute pour nous que si la graduation du thermomètre eût marqué des degrés bien plus élevés que 122° F. = 50° C., ils n'eussent été atteints.

Il faut ajouter que le pouls, suivant une communication orale faite par M. J.-W. Teale, à l'occasion de la présentation de ce fait extraordaire, avait habituellement oscillé entre 80 et 100 pulsations, que le nombre des mouvements respiratoires était absolument normal, en un mot que la fièvre n'avait eu d'autre manifestation qu'un haut degré thermométrique. Cela ne devrait pas nous étonner d'ailleurs outre mesure si nous avions véritablement affaire à un cas de lésion de la moelle ; car nous savons que, dans de pareils cas, il y a loin d'avoir proportionnalité entre le degré thermique et le nombre des pulsations, qu'au contraire, le plus souvent, le pouls reste normal. Mais la lésion de la moelle n'a pas existé. Ce n'est pas elle qui peut être mise en cause. M. J.-W. Teale l'a reconnu ; notre conviction bien certaine est que cette observation est une observation de simulation ; déjà, en 1878, M. Sellerbeck, à propos d'une hystérique qui avait simulé la fièvre et qui avait fini par avouer, regardait le fait de Teale comme un fait semblable. Il faisait observer qu'avec les thermomètres à maxima, seuls usités en Angleterre, les manipulations des simulateurs sont très faciles, ainsi que Schliep l'avait déja montré à propos d' une autre hystérique à température insolite.

Nous regrettons de n'avoir pu nous procurer cette dernière observation ; mais voici l'observation de Sellerbeck :

Observation. — **Simulation de fièvre**, par Sellerbeck (1878).

Une patiente se trouvait, depuis un an, dans le service du professeur Waldenburg, à la Charité de Berlin, avec le diagnostic ulcère de l'estomac et rétrécissement du cardia.

Cette malade présentait des vomissements plus ou moins teintés de sang ou renfermant même des caillots; elle avait de l'épigastralgie, parfois même de la fièvre accusée par de la fréquence du pouls et de la respiration. Cette fièvre, mise surtout en évidence par le thermomètre, ne paraissait tenir à aucune cause appréciable.

Les hématémèses qui revenaient presque quotidiennement, à diverses reprises, s'étaient montrées rebelles à tous les traitements imaginables.

L'embonpoint conservé par la malade fut la première circonstance qui éveilla les soupçons de l'auteur; bientôt, il émit l'avis qu'il s'agissait d'une simulation.

La température axillaire oscillait entre 37°,8 et 39°,3; l'exacerbation arrivait soit le matin, soit le soir; parfois le type fébrile était continu.

Cette marche irrégulière de la température convainquit Sellerbeck qu'il était en présence d'un cas de simulation; pour s'en assurer, un matin que la température axillaire était de 38°,5, il plaça un thermomètre dans le rectum de la malade, et ce dernier ne monta qu'à 37°,8.

La preuve de la simulation était faite; il fallait maintenant la rendre claire pour tous et amener la femme à l'aveu de la supercherie.

Sellerbeck montra, sous les yeux même de la patiente, qu'il suffisait de frotter la boule thermométrique entre les doigts ou contre une étoffe pour obtenir une ascension considérable de la colonne de mercure. La malade se fâcha d'abord et repoussa énergiquement toute insinuation de fraude; néanmoins la démonstration l'avait fort impressionnée. Enfin elle se décida à confesser qu'en effet elle simulait pour inspirer de l'intérêt.

Elle s'y prenait ainsi : Dès qu'on avait placé le thermomètre dans l'aisselle, elle le retirait, formait un pli avec le derrière de sa chemise qu'elle amenait dans le creux axillaire, y plongeait le plus profondément possible la boule de l'instrument et serrait vigoureusement le tout entre son bras et la cage thoracique. Puis, en imprimant au thermomètre des mouvements de rotation ou de translation de haut en bas, et *vice versa*, elle faisait monter le mercure au degré désiré.

Pour constater le résultat obtenu par ces manœuvres, l'auteur s'est livré à une série d'expériences selon le procédé suivi par cette femme; de plus, il a invité cette dernière à répéter devant lui ses manipulations.

Voici les conclusions auxquelles il est arrivé : lorsqu'on enserre le récipient mercuriel dans une poche constituée par une portion de la chemise attirée dans la cavité de l'aisselle, il suffit d'une ou deux minutes, en exécutant des mouvements gyratoires, des mouvements de spire, ou encore mieux de rapides mouvements dans une direction perpendiculaire à l'axe du corps, pour que la colonne thermométrique s'élève jusqu'à 46° : en continuant davantage les frictions, le mercure monte encore plus haut. Si l'on suspend les mouvements, la colonne commence d'abord par baisser rapidement, puis elle se maintient, quelques minutes durant, au degré des températures fébriles moyennes ; enfin elle retombe très graduellement au chiffre normal. Une simulation peut ainsi réaliser une température de 39°,5 pour le moment où l'on vient opérer la lecture de l'instrument, tout en arrêtant quelques minutes auparavant (cinq minutes au maximum), son travail clandestin.

Quand les frottements exercés sur le thermomètre ont lieu sans autre intermédiaire que les surfaces cutanées correspondantes du bras et du thorax, l'effet est moindre et plus fugitif : en outre il peut être nul à cause de la transpiration. Les conditions deviennent beaucoup plus favorables si l'on enduit les téguments d'un peu d'huile. En revanche, dans ce deuxième procédé, le succès de la fourberie est plus certain, parce que la situation normale du thermomètre et l'absence de tout tissu à son contact éloignent les soupçons.

Le procédé employé par la malade de Sellerbeck pour faire monter l'index thermométrique n'est d'ailleurs pas le seul qui puisse donner ce résultat. M. du Castel a dernièrement observé un cas de simulation thermique où le procédé était tout différent, nous avons vu la malade et nous pouvons affirmer qu'elle était d'une habileté rare ;

d'ailleurs on n'a pu obtenir l'aveu de la fraude ; mais le fait de simulation, comme on va le voir, n'est pas contestable.

Observation.

Recueillie par M. du Castel et mise obligeamment par lui à notre disposition.

Le 16 février dernier, entrait dans mon service de l'hôpital Tenon la nommée Marie C....

C'est une jeune femme de 21 ans, de force moyenne, arrivée à Paris il y a deux mois, pour soigner une malade, auprès de qui elle déclare avoir contracté l'affection qui l'amène aujourd'hui à l'hôpital.

Marie C.... aurait eu une fluxion de poitrine il y a cinq ans, et une hémoptysie assez abondante quelques jours avant son entrée à l'hôpital. C'est une fille très nerveuse, mais elle nie avoir jamais eu d'attaques de nerfs.

La maladie constatée à l'entrée est une angine herpétique avec fièvre modérée (température axillaire n'ayant pas dépassé 39°,5). Malgré le peu d'élévation de la température, des accès de délire avec agitation surviennent surtout la nuit.

Le 22 février, les plaques pseudo-membraneuses des amygdales se détergent ; la température baisse, et cependant la malade paraît plongée dans le coma.

Le 23, la connaissance est revenue, et Marie C... prétend avoir craché une certaine quantité de pus ; le retour de la connaissance aurait suivi cette expectoration purulente, dont personne n'a été témoin et dont la malade n'a pu montrer les restes.

La convalescence paraît s'établir franchement ; mais bientôt survient une paraplégie avec hyperesthésie très prononcée des membres inférieurs, puis une céphalée intense, des attaques hystériformes et syncopales, un mutisme et une surdité complets. Après quelques jours, le mutisme cesse et fait place à du zézaiement ; la langue est déviée, contournée sur elle-même, la pointe rejetée à droite. La malade semble entrée en pleine crise hystérique ; un phénomène cependant nous frappe et nous fait appréhender l'existence d'une lésion cérébrale vraie, c'est le retour de l'élévation thermométrique ; la température axillaire, qui était redescendue à la normale, oscille de nouveau entre 38° et 39°,5. En présence de cette températureélevée, nous nous demanndos si tous les accidents cérébraux observés sont bien de nature hystérique, ou si, par hasard, ils ne seraient pas la conséquence d'une otite consécutive à l'angine.

Nous en étions là, surveillant le déroulement successif de ces accidents polymorphes et bizarres, quand, un matin, l'externe de service vint nous annoncer que le thermomètre était monté à 43°,4 dans le vagin. Notre première pensée fut, ce qu'aurait été sans doute celle de chacun de vous, que l'élève s'était trompé ou que le thermomètre employé était faussé. Dans les jours suivants, rien de nouveau ne se produisit; puis, de rechef, la colonne mercurielle s'éleva dans l'aisselle au delà de 43°; pendant quatre jours, cette élévation, tout à fait insolite, se reproduisit à plusieurs reprises, avec des thermomètres différents et vérifiés, sans que la santé générale de la malade présentât aucune modification importante Puis ce fut une nouvelle période normale; enfin, au commencement d'avril, nouvelles élévations excessives du thermomètre, sans trouble grave de la santé. Nous étions évidemment en présence d'un stratagème hystérique : désireux d'en découvrir la nature, nous résolûmes de manifester hautement à quel point il nous intéressait; nous espérions ainsi que la malade, tourmentée, en sa qualité d'hystérique, du désir de se rendre intéressante, exagérerait encore le phénomène et que cette exagération de la supercherie nous en livrerait plus facilement la clef. Les températures furent prises avec grand soin et régulièrement dans le vagin et dans les deux aisselles. La température monta successivement à 40°, 44° et 45° dans l'une et l'autre région; c'était la limite supérieure de nos thermomètres ordinaires. Ces élévations excessives n'étaient du reste pas constantes, elles se reproduisaient à des heures irrégulières de la journée; elles pouvaient manquer dans l'aisselle, quand elles existaient dans le vagin et inversement. M. Chéron, mon interne, se procura chez MM. Brewer des thermomètres construits et vérifiés avec un soin tout particulier, gradués jusqu'à 48°. Deux jours après que nous avions commencé à nous servir de ces instruments, la colonne montait à 48°; bientôt après on constatait que la colonne était montée jusqu'en haut du tube capillaire intérieur et que celui-ci était brisé. Plusieurs fois, depuis lors, cette rupture du tube capillaire intérieur a été reproduite sans que la cuvette ou le tube extérieur aient été endommagés.

A la même époque, la quantité d'urée excrétée était de beaucoup inférieure à la normale, elle oscillait aux environs de 5 grammes, d'après les recherches de M. Chéron.

Pendant ce temps, nous restions toujours dans l'ignorance la plus absolue du procédé employé par la malade pour obtenir des résultats aussi étranges; des élèves, la surveillante, maintenus en surveillence auprès de la malade pendant que les thermomètres étaient en place, déclaraient que l'élévation de la colonne mercurielle ne se faisait pas régulièrement, mais par saccades; le thermomètre, après être resté un certain temps à 37° et 38°, s'élevait par un bond d'un, de deux degrés; puis c'était une nouvelle pause suivie d'une nouvelle ascension brusque. Voilà tout ce que nous apprenait une surveillance minutieuse. Le procédé employé par la malade ne devait être, du reste, qu'un procédé mécanique; Marie C.... n'avait à sa disposition aucune source de calorique lui permettant de faire monter le thermomètre à des degrés aussi élevés.

Ne sachant comment notre hystérique parvenait à faire ainsi monter la colonne mercurielle, nous voulûmes au moins savoir jusqu'où elle pouvait la faire monter. M. Chéron se procura un thermomètre à étuve marquant jusquà 160°; le premier jour, la colonne mercurielle s'éleva dans l'aisselle jusqu'à 76°; le second, elle dépassait la partie graduée, et une certaine quantité de mercure allait s'amasser dans le réservoir de sûreté de la partie supérieure du thermomètre. Pour obtenir ces deux derniers résultats, nous avions laissé à la malade toute sa liberté d'allures et nous n'avions pas installé de surveillant auprès de son lit. Le moment du reste approchait où nous allions découvrir un, au moins, des procédés qui permettaient à Marie C.... de faire osciller à volonté la colonne mercurielle.

Un de mes externes, M. Espaignet, constatait qu'en frappant légèrement sur l'extrémité supérieure d'un thermomètre placé dans l'aisselle, il est possible de faire monter indéfiniment la colonne mercurielle; l'ascension est même d'autant plus facile à obtenir, que la colonne a atteint un degré plus élevé; ce sont des faits que chacun peut reproduire et contrôler à volonté. Ces notions étant acquises, voici ce que nous pûmes observer.

Une malade, intelligente et de confiance, ignorante des faits que je viens de signaler, fut chargée de surveiller notre hystérique; elle la vit introduire furtivement la main sous les draps et l'entendit frapper sur le thermomètre placé dans le vagin; la colonne mercurielle fut trouvée à 44°.

Le 29 au matin, pendant ma visite, me retournant sans paraitre surveiller la malade, je la vis retirer brusquement la main gauche de l'extrémité supérieure du thermomètre placé dans l'aisselle droite; quand on retira les thermomètres, celui de droite marquait 37°,9; celui de gauche, 37°,2; celui-ci donnait évidemment la température normale; celui-là une température légèrement exagérée; j'avais dû arrêter Marie C.... au moment où elle commençait à le faire monter.

Le soir, la malade chargée de surveiller notre hystérique la vit frapper sur l'extrémité de chacun des thermomètres axillaires : l'un était monté à 43°; l'autre à 44°.

Le 30, notre malade quittait l'hôpital sans avoir avoué par quel procédé elle faisait monter le thermomètre, niant même toute fraude. Je crois cependant que les faits que je viens d'exposer suffiront pour vous faire partager la conviction dans laquelle je suis, que la percussion du thermomètre constituait le procédé habituel, sinon le procédé exclusif, employé par Marie C... pour faire monter la colonne mercurielle. Son habileté était devenue telle, qu'elle arrivait à tromper la vigilance des externes et de la surveillante placés à côté d'elle, et qu'elle profitait du moindre instant où ceux-ci détournaient les yeux, pour faire monter le thermomètre ; elle obtenait ainsi ces ressauts brusques et intermittents qui m'avaient été signalés.

Ainsi donc les études thermiques, quand on se trouve en présence de malades hystériques, doivent être minutieusement observées ; car la fraude, que l'on peut facilement constater si le simulateur produit des températures excessives, pourrait passer inaperçue s'il produisait seulement des températures possibles.

L'hystérie, comme l'épilepsie, peut être simulée ; dans l'un et l'autre cas, la température, à un moment donné, peut donner d'utiles indications pour le diagnostic ; mais il faut bien savoir que le tempérament fourbe de pareils malades peut encore dérouter même nos recherches thermométriques. Mis en garde contre leurs manœuvres, on les déjouera plus sûrement.

INDEX BIBLIOGRAPHIQUE.

Cl. Bernard. — Influence de la chaleur sur les animaux, 1878.

Vallin. — Recherches expérimentales sur l'insolation et les accidents produits par la chaleur. Arch. gén. de méd., 1879.

Wunderlich. — De la température dans les maladies, traduit par Labadie-Lagrave. Paris, 1872.

Charcot. — Leçons cliniques sur les maladies des vieillards, 2e édit. Paris, 1874.

Liebermeister. — Handbuch der Pathologie und Therapie des Fiebers. Leipzig, 1875.

Grisolle. — Traité de pathologie interne.

Hirtz. — Nouv. dict. de méd. et de chir. prat., t. VI. Chaleur animale dans les maladies.

Lorain. — De la température du corps humain et de ses variations dans les diverses maladies.

Bourneville. — Études cliniques et thermométriques sur les maladies du système nerveux. Paris, 1873, p. 243.

Charcot. — Leçons sur les maladies du système nerveux. Paris, 1873.

Mémoires de la Société de biologie. — Sur les variations de la température centrale qui s'observent dans certaines affections convulsives et sur la distinction qui doit être établie à ce point de vue entre les convulsions toniques et les convulsions cloniques.

Brodie. — Medico-chirurgical Transactions, 1837.

Billroth. — Langenbecks Archiv., 1862.

Guncke. — Berl. Klin. Woch., 1869, n° 29.

Peter. — Des températures élevées excessives dans les maladies, 1872.

Vulpian. — Leçons sur l'appareil vaso-moteur. Paris, 1875.

Litten. — De l'action des températures élevées sur l'organisme. Arch. de Virchow, 1877.

Fournet. — De la température dans les fractures et luxations de la colonne cervicale, 1876.

Zenker. — Des altérations des muscles dans la fièvre typhoïde. Leipzig, 1864.

Hayem. — Des myosites symptomatiques. Arch. de phys., 1870.

Paris. - A. Parent, imprimeur de la Faculté de médecine, A. Davy, successeur,
52, rue Madame et rue Monsieur-le-Prince, 14.

IMPRIMERIE DE LA FACULTÉ DE MÉDECINE

www.ingramcontent.com/pod-product-compliance
Ingram Content Group UK Ltd.
Pitfield, Milton Keynes, MK11 3LW, UK
UKHW031941260826
14628UKWH00004B/1774

9 782014 113518